U0196524

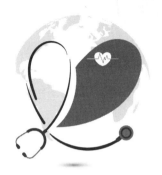

THE HEART THAT HEALS

医之心

百名协和医学专家医学人文志

（上册）

张抒扬 / 主　　编

于健春 / 副 主 编

王学武 / 编审指导

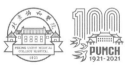

北京协和医院 百年院庆
PEKING UNION MEDICAL
COLLEGE HOSPITAL
CENTENARY CELEBRATION

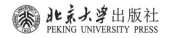

北京大学出版社
PEKING UNIVERSITY PRESS

图书在版编目（CIP）数据

医之心：百名协和医学专家医学人文志. 上册 / 张抒扬主编. —北京：北京大学出版社，2022.1

ISBN 978-7-301-32639-8

Ⅰ.①医… Ⅱ.①张… Ⅲ.①医疗卫生服务－北京－文集 Ⅳ.①R199.2-53

中国版本图书馆CIP数据核字（2021）第208127号

书　　　名	医之心：百名协和医学专家医学人文志（上册）	
	YI ZHI XIN: BAIMING XIEHE YIXUE ZHUANJIA YIXUE RENWENZHI (SHANGCE)	
著作责任者	张抒扬 主编	
策 划 编 辑	邓晓霞	
责 任 编 辑	邓晓霞	
特 约 编 辑	王千惠	
标 准 书 号	ISBN 978-7-301-32639-8	
出 版 发 行	北京大学出版社	
地　　　址	北京市海淀区成府路205号　100871	
网　　　址	http://www.pup.cn	
电 子 信 箱	zpup@pup.pku.edu.cn	
电　　　话	邮购部 010-62752015　发行部 010-62750672　编辑部 010-62750673	
印 刷 者	北京宏伟双华印刷有限公司	
经 销 者	新华书店	
	720毫米×1020毫米　16开本　23.5印张　304千字	
	2022年1月第1版　2024年6月第2次印刷	
定　　　价	78.00元	

未经许可，不得以任何方式复制或抄袭本书之部分或全部内容。

版权所有，侵权必究

举报电话：010-62752024 电子信箱：fd@pup.pku.edu.cn

图书如有印装质量问题，请与出版部联系，电话：010-62756370

不走心，无医学

（序1）

张抒扬

世界上没有一个职业，能像医生这么特殊。也没有哪种服务，能像医学这样与被服务者的疾苦和幸福紧紧联系在一起。

很高兴，北京大学出版社在北京协和医院建院100周年之际，邀我作为主编，约请100位协和专家撰写各自的医学实践中最难忘的故事，出版《医之心——百名协和医学专家医学人文志》。

在协和，几乎每天都有令人感动的故事发生。一代一代协和人，以严谨、求精的仁术，书写着一篇又一篇敬佑生命的"治愈"故事。一代一代协和医护人员，以勤奋、奉献的仁心，在救死扶伤中传递医患之间因"帮助"而温暖彼此的世间真情。一代代协和专家，以点滴之间大爱无疆的仁怀，在引导医学实践认知、生命规律认识而带来的"安慰"中，加深人们对提升生活品质的理解。拜读完102位作者的文稿，深深为专家同事们的情怀所感动。

他们是为治愈患者而生的医者，更是敢于担当的专家。血管外科郑月宏教授在《"拆弹"——托起生的希望》中，讲述了这样一段亲历故事。

他的门诊来了一位患者，刚过而立之年的年轻妈妈。一个鸡蛋大小的颈动脉瘤，长在了患者的颅底下方、左耳后方。虽然在体表无法触及，但却隐藏着破裂出血导致压迫窒息，以及血栓脱落引起偏瘫的巨大风险。它仿佛是患者体内一枚随时可能引爆的"不定时炸弹"。患者已走过了很多家医院，却无能为力。

这么大的颈动脉瘤长在颅内外沟通处，能解剖出近端动脉又顺利重建的希望有多大？这里血管、神经密布，若稍有不慎就是灾难性的后果。而且患者如此年轻，家里还有一个年仅3岁的孩子，如果手术出了问题，他们如何承受？

但是，面对这个被疾病笼罩、紧握着最后一根救命稻草的家庭，医生很难说"不"。医院迅速组成由血管外科联合耳鼻喉科等专家为代表的多科协作团队，专科护理团队也为患者的术后康复制定好了周密的计划。专家们共同制定了两套手术计划，但正如术前谈话时，医生和患者家属所谈及的那样，"这个病、这种情况，不可能不付出代价"。手术开始，当术前的一切未知被清晰地暴露在眼前时，为了挽救患者的生命，打断封闭耳道、失掉听力，还是成了唯一的选择。

4小时的磨骨，暴露颅内动脉血管，于患者大腿取下一段自身静脉，阻断左侧颈动脉，准备上下绕过动脉瘤区域，进行颅内外搭桥缝合。10分钟以内，要在一个近似于钥匙孔的狭小空间里面，将直径4毫米的血管缝合在动脉上，且只许一次成功，哪怕类似手术先前已有过数次经验，专家们依旧如临大敌。松开镊子的那一刻，看到瞬间膨起的血管，心里的石头终于落地！她的孩子又能有妈妈的陪伴了……

总说病人是最好的老师，他们愿意给予医生最大的信任，把命交到医生手上，所以即使顶着雷、冒着风险，医生也不放弃一丝希望。

他们是有医学专长的普通人，也是常常给予患者帮助的好心人。《我们曾经是你的"爸爸妈妈"》一文，是儿科李正红教授记述的她和一个早产儿患者的故事。

有个早产儿体重只有620克，比一瓶矿泉水大一点点，大家都叫孩子"小Q"。

孩子提前了三个半月来到人间，所有器官都还没有发育成熟，小小的身体连着各种仪器。医护人员24小时监测孩子的体温、呼吸、心跳、血压，为了维持孩子的生命，还要用呼吸机帮孩子呼吸，用营养液给孩子提供营养。对护士来说，给孩子薄得透明的皮肤扎液是一个巨大挑战。

李医生每天都要计算孩子需要的各种营养素。所有的医嘱都是精确到小数点后一位数，每一班医生都会关心孩子吃了几毫升的奶，尿了几毫升的尿，排了几次便便，再事无巨细地交代给下一班的医生。

活下去对于孩子来说异常艰难。孩子一步步过关斩将，有创呼吸机改无创，无创改高流量吸氧，吃奶从1毫升到5毫升，营养液从4批减少到1批，直到终于可以完全肠内营养拔出深静脉导管。

孩子在NICU住了63天，医护人员跟孩子有了过命的交情。看着从一个620克的小不点儿长成了2200克、脸蛋上有两块小肉肉的"胖娃娃"，看着孩子可以自己维持稳定的体温，学会了自己呼吸，自己吃奶，终于可以回到爸爸妈妈的怀抱了，李医生有点儿舍不得，也有些不放心，孩子回家后还给孩子爸爸打了几次电话……

他们是深知医学仍有诸多局限的探索者，更是带给患者安慰的朋友。

内分泌科卢琳主任医师在《患者张老师》一文中，讲述了与患者14年不离不弃的故事。

张老师确实患上了"库欣综合征"。库欣综合征患者往往有难治性高血压、糖尿病、低血钾、向心性肥胖、皮肤变薄和皮肤紫纹等症状。这种病的发病率只有百万分之几,属于临床罕见病。

就在医生准备跟张老师进行更细致的沟通时,患者却满脸怀疑地看着医生。张老师看医生当时太年轻,担心治不好他的病。在每天例行的查房中,张老师总像抽查自己的学生一样,挨个逐项地"审问"医生化验单上的结果和意义,并详细记录在笔记本上。对于这种行为,医生心里有些不舒服,但还是尽量耐心细致地解答,直到张老师满意为止。医生发现他的病情比预想的更复杂。没想到,患者竟提出了出院的要求。不管医生怎样苦口婆心地劝他安心住院治疗,他还是执意签字出院了。

患者出院一年后再次来到协和。不出所料,病情严重恶化。这一次,他是被救护车紧急送到协和的。张老师的病情进展速度严重超出医生的预想——先后出现了重度低血钾、肺部真菌感染、急性胰腺炎等多种危重症状,病危通知都下了几次。好在,经过一次次多科会诊,在医护人员共同努力下,把危在旦夕的张老师抢救了过来。

在死亡线走了一圈之后,张老师对医生的态度也发生了一百八十度转变,开始无条件地信任和配合医生,身体也一天天好转。经过进一步检查和数次多科会诊后,张老师接受了双侧肾上腺切除手术。术后,病情得到很大的缓解,身体状况也明显好转。经过半年的住院,再次登上了朝思暮想的三尺讲台……

十四年过去了,张老师的状态非常稳定。他常说:"是协和的医生鼓励了我,给了我第二次生命。"但医生想说,是他让医生感受到了珍贵的信任。

102位医学专家的文字，太多让人感动的故事，恕我不能一一列举。我知道在繁忙工作中挤出时间书写医学人文故事的102位作者，只是协和专家的部分代表，他们的故事只是成千上万个协和案例的缩影，但其中呈现的严谨、求精、勤奋、奉献的协和精神，是一代代协和人秉持优良传统的写照。正是这种精神传承，积淀形成了"立院为国、立医为民、立学为真"的协和品格，锻造着病案、专家、图书馆的协和"三宝"。今天，在习近平新时代中国特色社会主义思想指引下，正朝着临床、学科、平台的更高层次创新跨越。

百年协和，一切为民。协和医护人员谨记习近平总书记提出的把人民健康放在优先发展战略地位，努力全方位全周期保障人民健康的要求，将继续笃行人民至上、生命至上理念，弘扬伟大的抗疫精神，护佑人民生命健康，推动服务人民健康的事业高质量发展，在健康中国建设的征程中做出新的贡献。

《医之心——百名协和医学专家医学人文志》，是献给协和百年庆典的一份厚礼。一部协和发展史，也是一部医学人文实践史。如果说，非要给医学人文或人文医学定义，我愿意用"走心医学"来表述。因为，医者的用心、尽心之上，一定是走心。走心，是以专业的医学服务，把人文的光芒、人性的温暖，带给患者，也带给医者，带给公众健康。

不走心，无医学。走心医学，是有使命担当的医者每天的实践。

谢谢每位作者付出的心血，谢谢郎景和院士为本书作序。感谢编辑的鼎力支持、王学武老师的真情指导。

张抒扬

协和的"医之心"就是协和精神

（序2）

郎景和

张抒扬院长主编的《医之心——百名协和医学专家医学人文志》出版在即，这是一个重要的、令人难忘的时刻！我们刚刚庆祝与纪念了中国共产党成立100周年，又迎来了北京协和医院建院100周年，双喜临门，人心振奋！

协和的"医之心"就是协和精神。协和精神就是协和的院训——严谨、求精、勤奋、奉献。严谨、求精是科学精神，勤奋、奉献是人文精神，这是100年来我们遵循的、我们实践的、我们传承的协和精神、协和之魂、协和之心。

"医之心"，首先是仁爱之心。仁是善良，爱是人性。无论过去、现在还是将来，无论是协和或其他医院，都要以人为根本，生命至上。

做医生、行医事中的"医之心"，是哲学理念。我们要敬畏自然、敬畏医学、敬畏生命。这就形成了我们在行医过程中"戒、慎、恐、惧"和"如临深渊，如履薄冰"的观念与准则，形成了我们在行医过程中的"三基三严"——基本理论、基本知识、基本技术和严格、严密、严谨。

"医之心"还表达了我们传承精神、队伍建设和人才培养的作为。我院现今的医务人员可能多数并没有见到过张孝骞、林巧稚等前辈，但他们的精神永在，他们就在我们的周围，他们的思想、他们的精神是协和永在的灵魂。我们都在讲他们的故事，他们的背影就是我们的前方。当然，协和还要进一步发展，不仅是传承，还要发扬；不仅是保持，还要创新。

本书记述了当代协和人对协和历史、对协和前辈的深情怀念，对协和精神、协和工作的深刻感悟，对协和发展、协和未来的深切期盼。文章朴实无华，感情真挚，表达了协和人一贯的求实、求真的品格，也表达了协和人奋发图强、追求卓越的信心。

协和有着辉煌的过去，也必将有更加灿烂的未来，这就是我们"医之心"的共同守望！

作者简介

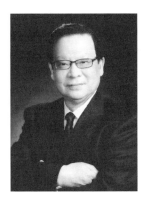

郎景和

中国工程院院士，北京协和医院妇产科名誉主任，教授，博士生导师。

目录

治愈篇

安慰篇 ●

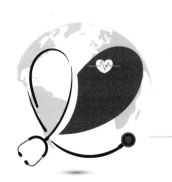

治愈篇

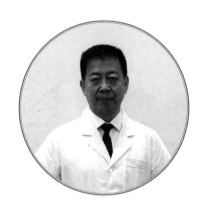

"拆弹"——托起生的希望

郑月宏

● 作为血管外科医生，我们时常遇到这样的场面：不做手术，患者的生存概率可能是零；做手术，过程凶险万分，但尚有一线生机。这就是我们"拆弹"工作的日常抉择。

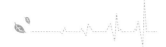

作为血管外科医生，我们时常遇到这样的场面：不做手术，患者的生存概率可能是零；做手术，过程凶险万分，但尚有一线生机。这就是我们"拆弹"工作的日常抉择。

这一天，我的门诊来了一位刚过而立之年的年轻妈妈，随她一同走进来的，有她焦急的丈夫，以及父母、公婆四位老人。

仔细看过片子，我瞬间明白为何这一家人如此焦虑。一个鸡蛋大小的颈动脉瘤，长在了患者的颅底下方、左耳后方。虽然在体表无法触及，但却隐藏着破裂出血导致压迫窒息，以及血栓脱落引起偏瘫的巨大风险。它仿佛是患者体内一枚随时可能引爆的"不定时炸弹"，如果不及时治疗，非死即瘫。在来我的门诊前，他们已走过了很多家医院，都无能为力。

我迅速判断出了这个病例治疗上的技术难度和风险：这么大的颈动脉瘤长在颅内外沟通处，能解剖出近端动脉又顺利重建的希望有多大？这里血管、神经密布，若稍有不慎就是灾难性的后果。而且患者如此年轻，家里还有一个年仅3岁的孩子，可以说，她承载着家庭的所有希望，如果手术出了问题，他们如何承受？我们该去冒这个险吗？

但是，这个被疾病笼罩、紧握着最后一根救命稻草的家庭，让我很难说"不"。我们的团队也曾多次挑战过疑难的病例，而且在协和这个多科协作的疑难杂症中心，不管是多么难的病，我们也该为患者去拼一拼、试一试。

由血管外科联合耳鼻喉科高志强教授、冯国栋教授，麻醉科黄宇光教授等专家为代表的多科协作团队迅速组成。同时，我们的专科护理团队也为患者的术后康复制定好了周密的计划。最终，患者家属在我们给出的介入杂交和开刀两种方案中，选择了后者。为了尽力规避风险，最大程度地保全所有生理功能，我们和耳鼻喉科的专家共同制定了两套手术计划，尝试保住患者的听力。

但正如术前谈话时，我和患者家属所谈及的那样，"这个病、这种情况，不可能不付出代价"。手术开始，当术前的一切未知被清晰地暴露在眼前时，为了挽救患者的生命，打断封闭耳道、失掉听力，还是成了唯一的选择。

4小时的磨骨，暴露颅内动脉血管，于患者大腿取下一段自身静脉，阻断左侧颈动脉，准备上下绕过动脉瘤区域，进行颅内外搭桥缝合。10分钟以内，要在一个近似于钥匙孔的狭小空间里面，将直径4毫米的血管缝合在动脉上，且只许一次成功，哪怕类似手术先前已有过数次经验，我们依旧如临大敌。如果血管吻合不上，等待患者的将是瘫痪。

时间一分一秒地过去，监护的声音、手术人员的呼吸声、动脉瘤的搏动声，夹杂其间。松开镊子的那一刻，看到瞬间膨起的血管，心里的石头终于落地！我长舒了一口气，她的孩子又能有妈妈的陪伴了。

16个小时，6个科室，十几名医生，这场超高难度持久战，我们又赢了！

在协和行医多年，我们经历了太多复杂和凶险的病例，而这名年轻妈妈的故事在我脑海中始终历历在目。回想起来，是因为在协和这样好的平台，我们有实力强大的医疗和护理团队，也有足够的技术积累。我们总说病人是最好的老师，他们愿意给予我们最大的信任，把命交到我们手上，所以即使顶着雷、冒着风险，我们也要尽最大努力帮助他们，不放弃一丝希望。而"拆弹"，也许并不只是医学意义上的救治。手术的成功与否，关系到的不单单是一个患病个体。治愈一个病人，也是在拯救一个家庭，让孩子仍有父母相伴的童年，老人也得以颐养天年。

对于医者来说，每一次治疗都是一场凶险异常的战斗，打赢需

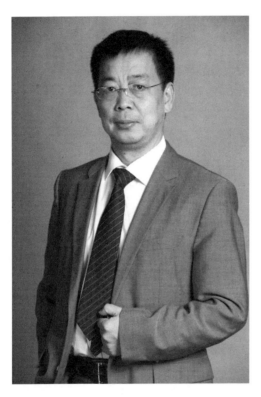

要过硬的本领，更需要强大的信念。当面对一个又一个生死时刻，我们如何坚守誓言，担起责任，勇对风险，成为病人性命相托的最后一站呢？一代又一代协和人，用一点一滴的行动告诉了我们答案。

协和是中国医学生心中神圣的殿堂，每每读到张孝骞、曾宪九、林巧稚等国之大医的事迹，我都不禁感慨，他们留给世人的不只是精湛的医术，更是对患者无私的大爱，对生命深深的敬畏，对我国医疗事业的深厚情怀。沿着大师之路走过百年协和，目光所及，每一片青砖碧瓦都在诉说着时代的故事，告诉我们如何成为一名心中有大爱的医者，成为一位传承协和精神的师者。

从登上历史舞台开始，协和这座"大师摇篮"和"医学殿堂"就不断见证着协和人在学术上追求卓越、勇攀高峰的瞬间，更承载着协和人服务基层、支援边疆、抗击疫情的使命和担当。协和以她深厚的底蕴滋养着每一名医者不断成长，在这里耳濡目染的我们，又作为协和精神的传承者，将医者仁心的种子代代播撒。

"百年协和，一切为民"，深深烙印在协和人心里的，是对仁心仁术的传承，对生命的敬畏，对医学事业的情怀。在协和即将迎来新百年之际，作为协和人，我们将继续肩负起医学发展和救死扶伤的责任，为更多的患者托起生的希望，见证新起点下协和新百年继续创造的辉煌！

作者简介 ♥‿‿

郑月宏

北京协和医院血管外科主任，博士生导师，临床博士后导师；北京协和医学院科研博士后导师、药学博士生导师。

擅长周围血管外科疾病（如颈胸部大血管病变和腹主动脉瘤）的介入和手术诊治，创立布加根治、胸腹主动脉瘤、颈动脉体瘤多种血管手术新入路和手术改进。多次获中华医学奖、华夏科技进步奖等。

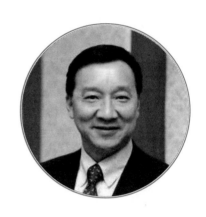

不负重托，捍卫生命，
慰藉心灵

黄宇光

● 使命光荣，责任重大。百年协和承载着一代代协和医者的仁爱、
艰辛和荣光，也承载着百姓美好的就医期待和生命最后的托付。
面对疑难杂症和危急病人，作为协和的医者，敢接也必须接，
是身为医者的仁爱、责任和担当，更是协和人的使命所系。

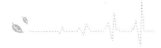

临场担当，迅捷行动：挽救生命于危急中

一天，麻醉科通播中突然响起"请麻醉科主任速到XXX手术间"的声音。我以百米冲刺的速度冲进手术间，面对的是一名颈动脉体瘤术后血肿压迫气道，进行性呼吸困难的患者。患者张口困难，头后仰困难，舌头和口咽部组织高度水肿。医护人员想尽各种办法改善患者的通气并准备插管，然而巨大的血肿像恶魔的手紧紧掐住患者的脖子，患者的血氧逐渐下降，麻醉机发出的刺耳报警声让人揪心。

我毅然决定进行插管，但是患者的口咽部水肿严重，口水混着出血，吸引器吸引依然无法改善视野，困难气道管理工具中处于金字塔尖的纤维支气管镜不可行！"换可视喉镜，准备气切！"没有任何犹豫，我尝试用可视喉镜进行插管，以期在水肿出血的组织中寻找声门，但口腔内的解剖结构完全无法辨识，盲探插管误入食道，而这时，患者的氧饱和度已经掉到了60%。

耳鼻喉科会诊医生到场了。但这是一个年轻医生，突然碰到颈部大出血和濒临死亡的患者，瞬间慌了神，不敢贸然气切，只好立刻呼叫上级医生。可这时患者的氧饱和度已测不出。看着患者青紫的嘴唇，我深知鲜活的生命可能在等待中流逝："再来一次！"

我深吸一口气，拿起可视喉镜，放进口腔。整个手术间鸦雀无声，大家都很清楚，这是患者最后的机会。我盯着可视喉镜屏幕，画面中隐约看到一个水肿变形的悬雍垂，口咽部的解剖依然血糊糊的无法辨识。忽然，在咽后壁的一堆组织中冒出一个气泡，我眼疾手快地向气泡冒出的方向插管并迅速连接呼吸机……

"插管成功！"

手术间里瞬间爆发出一阵欢呼声。

进行手术麻醉犹如上地雷战的战场，谁也不知道自己什么时候会踩到地雷。时间就是生命，危急时刻，常常需要我们勇于担当，快速决策，迅急行动。

做出艰难决定：为百岁老人继续享受天伦之乐拼一把

这一天，急诊收入了一名特殊的股骨颈骨折患者。在一周后，

他即将迎来自己的
一百岁生日。老人
家合并多系统基础
疾病，多科会诊的
结果是：做手术，
临床风险极高，手
术台可能成为患者

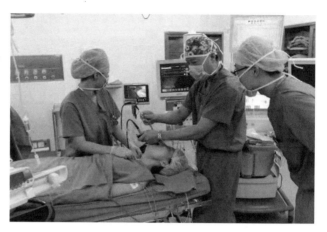

生命的终结地；不做手术，患者的生命短暂且痛苦。

百岁老人手术的第一关——麻醉本身便充满风险。作为患者的主麻医生，我和主刀的张保中医生及会诊专家经过慎重思考权衡后，达成了共识：协和医院作为全国疑难重症诊疗中心，是危重患者生命的最后守护地。我们不做，还能指望谁来做？这时候正是体现协和责任和担当的时刻，只要外科需要做，我们就想办法麻醉，还要保证病人麻得过去，醒得过来。我们愿意为这个病人的手术保驾护航，让老爷子安全舒适地过好百岁生日。

最后，在百般的矛盾和纠结中，整个团队决定为老人家拼一把。

我为患者选择腰丛坐骨神经阻滞麻醉，将麻醉对患者呼吸循环系统的影响降到最低。同时，应用由我带领团队在国内率先开展的神经刺激器定位技术，精准顺利地完成了麻醉，从而保障了手术的顺利进行。

老人家术后康复很顺利，终于在百岁生日前顺利出院，继续享受天伦之乐。

秉持简单信念：让年轻母亲听到儿子美妙的童音

2020年4月，一个朋友给我发来一份病例，"求问听力恢复的可能性"。患者是一名年轻的母亲，产后出现了渐进的听力障碍，十年间四处求医，被诊断为神经性耳聋，解决方案只有佩戴助听器。

她按医生的推荐，定制了高端隐形助听器，但随着每日戴助听器的时间越来越长，经常伴随有头晕耳鸣现象。患者于是变得焦虑、抑郁甚至绝望。她的家人还告诉我，患者的书面文字表达不错，但因听力障碍严重影响了自信心，变得沉默寡言。患者还有一个3岁的儿子，她是多么想听到儿子美妙的童音啊。

"全力救治。让这个年轻的母亲听得见、听得好。"我本着尽力试一试的心理将病例转给了耳鼻喉科主任高志强。高主任的想法和我一样。他说："让患者来找我吧，她还年轻，我们应该尽力去挽回她的听力！"

经过认真细致的检查，高主任判断患者的听力下降问题是耳硬化症引起的，通过微型的镫骨手术有可能恢复。于是，高志强主任亲自手术，我做麻醉，经双侧两次手术后，困扰患者多年的病痛解除了，听力基本恢复正常，年轻的妈妈又听到了孩子天真可爱的声音。

作为教育工作者的她后来特意带儿子来到医院，希望儿子能受到我们的影响，成为一名能挽救患者于痛苦的仁医。

使命光荣，责任重大。百年协和承载着一代代协和医者的仁爱、艰辛和荣光，也承载着百姓美好的就医期待和生命最后的托付。面对疑难杂症和危急病人，作为协和的医者，敢接也必须接，是身为医者的仁爱、责任和担当，更是协和人的使命所系。协和能接，是因为积严谨于日常的百年来一代代协和医者精湛的医技追求和救死扶伤、不辱使命的精神传承。作为协和的一位医者，我希望弘扬百年协和的职业精神，践行之，传承之。

作者简介

黄宇光

北京协和医院麻醉科主任，北京协和医学院麻醉学系主任，主任医师，教授，博士生导师。

中华医学会麻醉学分会主任委员，国家麻醉专业质控中心主任，世界麻醉医师学会联盟（WFSA）常务理事，爱尔兰麻醉医师学院荣誉院士。第十三届全国政协委员及教科文卫委员会委员。

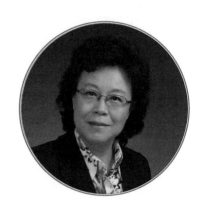

03

热爱

叶俊杰

● 在为患者诊治的过程中，我更加热爱眼科医生这一追求光明的神圣职业。正是因为这份热爱，哪怕仅有1%的希望，我也会用100%的努力去挽救患者的视力。

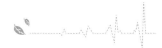

"叶大夫，我看见，您是戴眼镜的……"

手术台上，当我为一名近乎失明的白内障患者摘除混浊的晶状体后，他看着我，说出了这句话。

激动、喜悦、欣慰……我的心情难以言表。作为一名眼科医生，我的职责就是守护患者的"视"界。

我为一名辗转多家医院，均被告知手术预后差，不适合手术的闭合漏斗状视网膜脱离、增殖性玻璃体视网膜病变患者进行玻璃体切除手术，经过一个多小时切除浓缩、机化的玻璃体，剥除视网膜表面的机化膜，取出视网膜下的机化条索，气/液交换后视网膜全部复位，那时的兴奋之情是什么都换不来的。如果一定要用语言来形容，我想那就是"大快乐"吧！

我热爱我的职业。从医40年，我遇到过许许多多疑难重症，正是因为这份丝毫未减的"热爱"，以及不达目的不罢休的"执着"，让我不断去攻克一个个难题。在给患者带来光明的同时，我也收获了巨大的幸福感。

一

记得在25年前的一个冬天，一对母子走进我的诊室。

"大夫，上周我的左眼突然看不见了，这两天右眼也开始看不清……"这名中年女性患者神情焦虑，满脸疲惫。她曾经在当地医院就诊，被诊断为"左眼葡萄膜炎、眼底出血""左眼急性视网膜坏死"。经用地塞米松、庆大霉素球周注射1周无效，视力继续下降，改用阿昔洛韦治疗，但病情仍进行性加重。之后，患者的右眼又出现了前节炎症及玻璃体视网膜病变，视力迅速下降至0.4，再增加阿昔洛韦剂量，病情继续恶化。

我为患者检查了视力，结果令人忧心——右眼只有0.4，左眼无光感。根据双眼眼部表现，诊断为"双眼急性视网膜坏死，左眼视网膜全脱离，左眼黑矇"。

急性视网膜坏死是由疱疹族病毒感染导致的严重致盲性眼病。这种眼病不仅发病迅速，而且预后差。当时，国内普遍采用针对单纯疱疹病毒感染的阿昔洛韦治疗急性视网膜坏死。但是，这名患者病情每况愈下，使用阿昔洛韦无效。我不禁想：有没有其他感染病

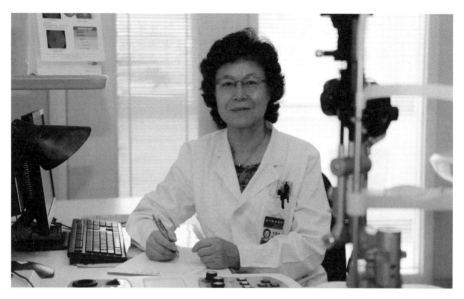

原体的可能?

在胡天圣教授的支持下,拟对患者无光感的左眼进行玻璃体切割术,同时获取脉络膜视网膜组织,以确定感染病原体。在当时,脉络膜视网膜活检是国内首例。上报科室、医院领导批准后,我找到患者和家属进行术前谈话。

这对母子的心情,或许可以用"喜忧参半"来形容。但只有查出感染病因,才能对症治疗,努力挽救患者的视力。我详细解释了手术的必要性和风险,最终的决定还是要患者本人来做。

"如果我两只眼睛都看不见了,可怎么办呀,叶大夫……"

"我们就是奔协和来的,就是奔叶大夫您来的,这是最后的希望了。"

这样的情景，在我从医生涯中经历过无数次。患者的依靠和信赖让我感到肩上沉甸甸的责任，但与此同时也会产生担忧——如果治疗不能达到预期效果，怎么办？患者和家属能够理解我吗？每一次，这样的担忧都会被身为医生的强烈责任感所战胜：无论如何，我都要尽全力去挽救患者的视力。

"如果您是我的家人，我会帮助您选择尽早手术，哪怕是一点点的希望也不能放弃。"

她含泪望着我，点了点头。最终，经患者和家属同意，我们进行了左眼脉络膜视网膜活检术，而感染病原体结果是水痘带状疱疹病毒！

这一结果是鼓舞人心的。通过查阅文献发现，可通过玻璃体腔注射治疗巨细胞病毒性视网膜炎的更昔洛韦药物。我对患者探索性进行右眼更昔洛韦玻璃体腔注药术，同时更昔洛韦静脉滴注。经过治疗，患者双眼的炎症均得到控制，右眼视力提高至1.0，眼底病变全部消退。左眼术后视网膜复位，眼球外观正常。

出院前，患者和她的儿子拿出一沓钱，再三请求我一定要代他们全家请科室的医生吃顿饭，略表感激之情。这份心意我们收下了，但钱是一定不能收的。

两个月后，病房收到了写有我名字的包裹。打开一看，是一些山楂，还有一封信。信中写道："山楂是自家种的，请一定收下。"随诊三年余，患者右眼视力一直保持在1.0。

在临床上，经由我们救治的患者，就像一个个独立的"点"，通过不断地寻找共性、发现特性、总结规律，这样的"点"也会慢慢连成线，让我们对疾病的了解更加系统、深入，最终推动整个学科的发展。正是通过这一病例，提高了急性视网膜坏死的诊治水平，让我们得以挽救更多的患者。迄今为止，国内临床上仍在沿用这一治疗方案。

二

医生是一个活到老、学到老的职业，眼科医生更是需要练就一双"火眼金睛"。

20年前的一个夏天，诊室里来了一名33岁的男性患者。他的双眼看不见已有两个月之久，曾在当地医院诊断为"双眼视网膜血管炎、左眼视神经炎"。口服激素治疗后，病情仍在恶化。

我为患者做了眼底检查。当看到"番茄奶酪样"眼底时，一个念头忽然在脑海中闪过——我想起自己在美国进修时见过的巨细胞病毒性视网膜炎，其主要是AIDS晚期并发眼部病变。这种"似曾相识"，立刻引起了我的注意。

追问病史得知，患者在1995年曾因外伤输过血。但当我问他是否做过HIV血清抗体检测时，得到的回答却是——"阴性"。

经过谨慎考虑，我们先后为患者查了两次HIV血清抗体，结果均提示阳性。请我院感染科李太生教授会诊后，确诊为"HIV感染、AIDS期"。这时，眼科确诊为"双眼AIDS并发巨细胞病毒性视网膜炎"。

在诊断明确后，治疗得以顺利展开。我们分别对患者的双眼采取更昔洛韦玻璃体注药术。注药后1周，患者对我说："叶大夫，我能看见光了……"

经检查，患者双眼视力由无光感提高至光感，3周后眼底病灶消退。看到患者高兴的样子，我的心里感到些许安慰，但还是不满足这样微小的好转。科室的其他医生安慰我："叶大夫，患者视力能从无光感提高至光感，已经是一个质变了。"

虽然我也明白这个道理，但还是忍不住想，如果患者能早一点儿发现感染HIV病毒，早期用药，就可以避免眼部的并发症；如果患者的眼部病变能够早期治疗，或许视力比现在还会更好一些。

这是在我国发现的首例以眼部症状首诊的艾滋病患者，此后，我们便开始了与感染科的一系列合作，开展HIV/AIDS眼部病变相关的基础和临床研究，探索适合中国国情的相关规范化诊断和治疗模式。我利用国内外会议及讲座推广HIV/AIDS的眼部病变诊断要点，总结撰写并发表相关中英文文章22篇，主编相关著作1部，为提高眼部为首发症状患者的早期诊断水平做出努力。

在为患者诊治的过程中，我更加热爱眼科医生这一追求光明的神圣职业。正是因为这份热爱，哪怕仅有1%的希望，我也会用100%的努力去挽救患者的视力。

作者简介

叶俊杰

北京协和医院眼科主任医师，教授，硕士研究生导师，眼底病专家。

现任中国医师协会眼科分会葡萄膜炎免疫专业委员会副主任委员等职。

曾任北京协和医院眼科副主任，中华医学会眼科分会眼免疫学组副组长。

荣获中国女医师协会五洲女子科技奖等多项奖项。

专长为玻璃体视网膜疾病与感染性眼病的临床诊治与研究，诊断治疗了大量疑难重症，有丰富的临床经验。

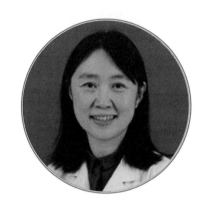

04

好事成双

付晨薇

● 他说，为了纪念全家与协和医院的缘分，老大是女儿，起名叫协春；老二是儿子，起名叫和清。"这样，我们一家人就一辈子和协和在一起了。"

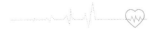

如果一个健康的女性怀上了双胞胎，全家人都会激动不已，时时刻刻盼望着可爱的小生命降临。

而怀有双胎的小吴，却曾经是既"幸运"又"不幸"。

喜忧参半

3年前，小吴和她的先生一同来到了我的门诊。翻看病历后我知道，这是一个高危孕妇，情况十分棘手。

28岁的小吴有重度子宫内膜异位症。因为存在严重的痛经和双侧肾积水，在那一年的3月，我们妇科专家朱兰教授联合泌尿外科，为小吴完成了一次高难度的手术。从病历上长长的一串手术名称——"剖腹探查+盆腔粘连松解术+右侧卵巢囊肿剔除术+阴道直肠隔病灶切除术+左侧宫骶韧带病灶切除术+双侧输尿管病灶切除术+

输尿管膀胱再植术",仿佛能看到协和专家们与疾病交锋过程的复杂与艰险。

术后,经过了长达四五个月的药物治疗和恢复,同时患有原发性不孕的小吴在生殖中心接受了辅助生育的系统治疗,终于如愿以偿地怀孕了。

然而,她的情况却是喜忧参半。喜的是,小吴竟然怀了双胎;忧的是,同时孕育两个小生命,对她的身体是一个非常大的考验。

由于患有子宫内膜异位症,小吴的子宫本身就缺乏弹性,在这种情况下,还能否胜任双胎妊娠呢?已有广泛粘连的盆腔,能否顺利减胎?在怀孕期间如果发生流产,小吴还有没有再次成功妊娠的机会?众多可能遇到的问题在我的脑海中闪过。可以说,无论是作为医生的我,还是身为患者的小吴,都面临着艰难的选择。

几经考虑,这对夫妇还是决定:继续双胎妊娠。

小吴的先生用一种非常虔诚的目光看着我说:"我太太第一次做手术之前,先去其他医院看过。他们都说,她的病情实在太复杂了。可后来,协和的专家不仅帮我太太治了病,还让我们有希望当上父母。付大夫,我们的孩子只有交给协和才放心呀!"

一个家庭以性命相托,让我深深体会到了责任的重量。记得我的回答是:交给协和可以,但在小吴怀孕和生产的过程中,还有很多关等着他们去闯,甚至每一关都可能危及生命。

"我们会做好心理上的准备。"小吴夫妇语气肯定地说。

后来证明，这一路真的是不停地在闯关，也真的是医患齐心、拼尽全力。

一路闯关

小吴孕12周时，超声检查就发现了完全性前置胎盘，并且开始有反复阴道出血。子宫内膜异位症、双胎妊娠、完全性前置胎盘，单单任何一个诊断，都是早产和产后出血的高危因素。而小吴同时有这三种高危情况，可谓如履薄冰。

每次产检，小吴和她的妈妈都是小心翼翼的，小吴的先生则尽量笑呵呵地撑起这一切。我总是一边叮咛、一边嘱咐地将这一家人迎进来，送出去。后来，小吴因为反复出血住了几次院，我们一边为她保胎，一边积极预防血栓，医生和护士费尽了心思，总想着过一天，赚一天，宝宝们就能强大一些，生存的希望也更大一些。

次年2月的一个晚上，怀孕只有28周的小吴开始出血增多，并且大量流液，可能是胎膜早破了。

接到电话后，我一路驱车，赶到医院为小吴做急诊手术。

由于两个胎儿只有28周，除了积极救治产后出血，更考验主刀大夫的是，如何在小吴分娩前尽量避开胎盘，切开子宫，努力让两

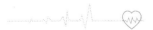

个小生命不发生窒息，也不要失血。

我和同事仔细探查了小吴的子宫，并设计了切口。最终，两个孩子都顺利分娩——一个945克，一个1035克。 经过儿科医生的积极救治，顺利送达新生儿病房。

回想这一路闯关的过程，可以说，整个团队都在一起发力。在手术前，我们提前为小吴放置了输尿管导管，还做了很多细节的准备，这些都成了减少孕妇出血和副损伤的有力武器。记得在开车去医院的路上，我联系朱兰教授，说我要去为小吴做这个手术，如果大出血切子宫，可能需要她的帮助。

朱兰教授说："小付你放心，我都在。"

回家的路上，我回复她说："一切都好。"

二环路上安静畅通。这一晚，我们闯关成功了！

总有阳光

两个小家伙没有辜负大家的期待，在儿科医生护士们的一起努力下，他们如期出院了。

后来，小吴的先生经常和我联系。他说，为了纪念全家与协和医院的缘分，老大是女儿，起名叫协春；老二是儿子，起名叫和清。"这样，我们一家人就一辈子和协和在一起了。"

他说这些话的时候，我眼前闪过了小吴一家人从满心忧虑地就诊，再到开开心心地离开的一幕幕。他不知道的是，我早就把这一家子当成了自己的亲人。每每想起他们，都觉得值得！

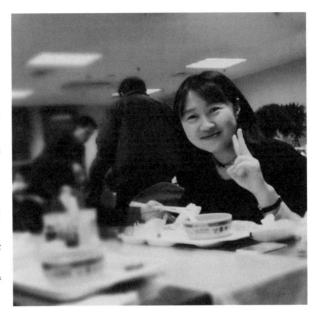

小吴的故事，只是我从医多年来的一个缩影。自2000年8月我从北京协和医学院毕业后，就一直留在妇产科这个让人骄傲又自豪的集体。

我还记得自己第一天上班的样子：背着双肩包，蹦蹦跳跳地来到位于内科楼八层的产科病房，到护士台找老师报到。我在妇产科温暖的大家庭里成长着。刚开始，我跟着住院医一起值夜班；后来，我开始独立值班，从夜班长二线、长三线，再到成为副主任医师、主任医师。一开始，师长们手把手地教我接生、拉吸引器、做手术、做羊水穿刺。后来，我也开始带着年轻一代做手术，告诉他们哪里有PITFALL，时刻要未雨绸缪，等等。

时光流转，在20多年的协和生涯中，我收获了一身还算过硬的本领，也传承了协和人的担当和对患者的大爱。

八层妇产科的走廊里，阳光透过尽头的玻璃窗洒进来，干净又温暖。而在协和的每一个角落，始终有充满阳光的温暖故事，在不断上演着。

作者简介 ♥〰

付晨薇

北京协和医院国际医疗部副主任，妇产科主任医师。

2000年毕业于北京协和医学院，获博士学位，师从妇产科大家郎景和院士。毕业以来一直就职于北京协和医院妇产科，目前从事产科临床工作。"严谨、求精、勤奋、奉献"的协和精神一直牢记于心，爱医院、爱岗位、尊重每一名孕产妇。

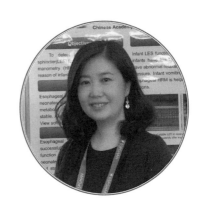

05

我们曾经是你的
"爸爸妈妈"

李正红

● 当刚学会走路的你跌跌撞撞扑进我的怀里时,我想你知道
  我们曾经是你的"爸爸妈妈"。

一个普通的夜班，电话铃声响起，产科医生通知我做好准备去手术室共同迎接你的到来。

熟练地准备好暖箱和氧气瓶，拎起装着所有"零件"的"工具箱"，我推着转运暖箱一路小跑奔向手术室。人们常说新生命伴随着"哇"的一声啼哭降临人间，而你的出生却没有一丝声音，你那么娇小、脆弱，透明的皮肤让常人不敢去碰触，没有呼吸，心跳微弱。将你的小身躯放在开放暖箱上后，我马上进行复苏，用最小号的气管插管保障你的供氧，随后，在你爸爸的陪伴下火速把你转运到新生儿重症监护病房（NICU）。你的体重只有620克，比一瓶矿泉水大一点点。不知道你的爸爸妈妈有没有给你起名字，我们都叫你小Q。

你提前了三个半月来到人间，所有器官还都没有发育成熟，你小小的身体连着各种仪器：体温探头、心电监护探头、气管插管、胃管、输液针。成为NICU"名人"的必备条件是病情危重，很快全体医护人员都知道我们病房住着你。我们要24小时监测你的体温、呼吸、心跳、血压。为了维持你的生命，我们还要用呼吸机帮你呼吸，用营养液给你提供营养。对护士阿姨来说，给你薄得透明的皮肤扎液是一个巨大挑战。我们用脐静脉和中心静脉插管，以尽量减少你扎液的次数，让你不那么疼。我每天都会计算你所需要的各种营养素，你所输的葡萄糖是我用方程进行计算，用50%和10%的葡萄糖配出来的，精确到每小时每千克体重多少毫克；氨基酸和脂肪乳要精确到每天每千克多少克；钠和钾的量要精确到每天每千克多少毫摩尔；微量元素、多种维生素统统要想着给你补充到位。所有的医嘱都是精确到小数点后一位数，护士阿姨在给你配液时像是在做精密的科学实验，每一种成分都要准确，并且要反复核查。每一班医生都会关心你吃了几毫升的奶，尿了几毫升的尿，排了几次便便，再事无巨细地交代给下一班的医生。

每次跟你的爸爸妈妈谈话，我只能以医生的身份，客观地告诉他们你存活的概率，早产对你的各种影响，甚至是你可能出现的远期后遗症。但是，我更希望你的爸爸妈妈明白，我跟他们的立场是一样的，那就是希望你能活着，并且是健康快乐地活着。

第一次谈话后，你的爸爸红着眼睛走了，我非常抱歉，但我不得不将可能发生的事情都告诉他。无论是好是坏，他有知情的权利，而我有告知的义务。我非常感谢他，因为他承担着巨大的压力

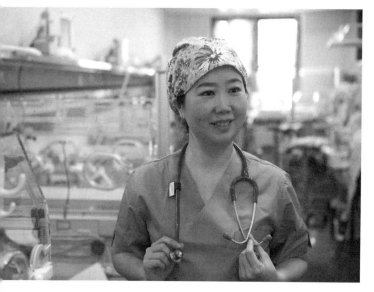

决定继续抢救你，给了你活下去的机会，而我的责任就是帮他把握这个机会，帮你活下去。

活下去对于你来说异常艰难，因为你太小、太脆弱，脆弱得一口气喘不匀、一口奶吃不好都可能要命。你的病情起伏不断，我经常为了你加班到半夜，而值班医生也经常为了你彻夜不眠，你的爸爸妈妈也有几次接到你病情危重的电话而匆匆赶来医院。我们的心情都跟着你的病情变化，晴天、阴天、大雨、晴转多云。小小的你却有着惊人的生命力，你以生命相托，我必全力以赴！

我们一起打怪升级，你一步步过关斩将，有创呼吸机改无创，无创改高流量吸氧，吃奶从1毫升到5毫升，营养液从4批减少到1批，直到终于可以完全肠内营养拔出深静脉导管。

看着你穿着小尿裤，美美地躺在暖箱里，等着吃奶长肉，我怀疑你是不是以为自己在夏威夷海滩？你在NICU住了63天，在这63天中，我对你的爱，一点儿不比你的爸爸妈妈少。我们可是过命的交情呀！我看着你在我们的手中，从一个620克的小不点儿长成了2200克、脸蛋上有两块小肉肉的"胖娃娃"。你可以自己维持稳定的体温，学会了自己呼吸，自己吃奶，终于可以回到爸爸妈妈的怀抱了，我有点儿舍不得，不放心。在你回家后还给你的爸爸打了几次电话，问你吃得是否跟住院时一样多？有没有在吃奶的时候忘了喘气？尿得多不多？拉得好不好？但很快我就忘了你，因为我还有其他的小宝宝要忙，像陪你一样陪他们走一段艰难的人生旅程，再把他们送回自己的爸爸妈妈身旁。

在"六一"的阳光天使联谊会上，你的爸爸妈妈带你回到协和，跟曾在这儿住院的其他早产宝宝一起庆祝儿童节。你的妈妈说，一向怕生的你跟医生护士阿姨一点儿都不认生。当刚学会走路的你跌跌撞撞扑进我的怀里时，我想你知道我们曾经是你的"爸爸妈妈"。

作者简介

李正红

北京协和医院儿科副主任，主任医师，博士生导师。

中华医学会、北京医学会儿科分会消化学组委员，北京医学会早产与早产儿医学分会常委，营养管理学组组长。

《中华儿科杂志》《中华新生儿科杂志》《中国实用儿科杂志》《中国当代儿科杂志》编委。

2012—2013年于美国辛辛那提儿童医学中心访问学习。

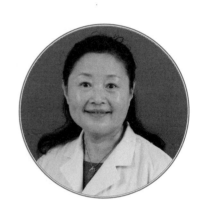

06

信任的力量

孙华

● 信任，来自病患心底的真诚，是医生履行职责的激动剂。信任与担当，是医患之间良性的精神互动，也是医生和患者快乐幸福的源泉。

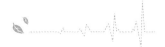

身形瘦弱，面色萎黄，左右鼻孔分别插着胃管和空肠营养管，嗳气频发，含胸沉默……

这是12年前，年过六旬的程女士在家人搀扶下，缓缓走入我诊室时的样子。食管癌术后50天、部分胃切除、术后少量流食、胸闷气短、恶心呕吐、消化道造影证实存在胃排空障碍……因为这些临床表现，患者被下了"手术后胃瘫"的诊断。

"胃瘫"患者的胃蠕动能力低下，进食后食积疼痛，上腹饱胀，恶心，呕吐，是一种动力性的梗阻现象，如同机器停止运行般危重。接诊后，我迅速浏览了程女士的病历摘要，得知她已在外院经过一个多月的禁食禁水、胃肠减压、营养支持等治疗，但均无效果，反而体重迅速下降、日夜寝卧难安。程女士不仅承受着疾病之痛，还经历着对肿瘤的恐惧、对家人至亲的不舍。巨大的精神压力让她忧思难解、郁闷压抑。

在我面前的程女士满面愁容。还没等她开口，我便轻柔地问道："做完手术后的这一个多月，您身上带着管子，不能吃喝，胃难受不通，一定很痛苦吧？"

我的话音刚落，一直屈着腰背、低头叹气的程女士一下扬起了眉头，眼里闪着光："对，孙大夫，就是这样的！家里人嘴上都在安慰我，但他们不能理解我有多难受，我太痛苦了……"

纵然我对这种情况已经非常熟悉，也诊治过成百上千例类似病情的患者，但面对疾病缠身的程女士，那一瞬间我的心弦还是被强烈搅动着。痛苦于她是那么真实，可能也只有她自己才能体会。恳请治疗、期待缓解、盼望治愈、力求生存……这些都是人之常情，医生也是血肉之躯，我怎会冷漠处置呢？

我轻轻拍了拍程女士的肩头，耐心地为她做出专业解释："胃排空障碍俗称胃瘫，是指各种原因导致的胃排空延迟，是腹部手术常见的并发症之一，尤其是在胃部手术后更易出现。通过配合正规悉心的针灸治疗，大多数患者能痊愈。这么多年的工作中，我自己积累了不少经验。"

"我真是找对人了，谢谢您孙大夫！我女儿来之前专门打听到协和中医科对术后胃瘫治疗很擅长，我现在是住院期间，特地来找您的……"

信任如阳光、像支柱，医患间拥有信任，能彼此温暖、互相扶持！一句轻柔的问候、一段诊疗技术介绍，我和程女士的信任悄悄萌芽，并由此积淀，源于温暖、立于专业！

"您放心，您这种情况很常见，手术损伤了胃，胃也需要调整休息。如果在胃没有休息好的时候就让它工作，它当然就罢工啦，"我向患者解释道，"一方面，我们可以通过禁食、禁水的方式，让胃好好儿休息。另一方面，也可以配合药物、针灸等方式，促进胃的恢复。等胃恢复了功能，您的这些症状自然就会好转的。"

听到这里，程女士紧缩的眉头慢慢放松了："我相信您！我把自己托付给您啦，我听您的安排。"

信任，尤其是来自患者的信任，对于医生来说，是一份多么珍贵的托付！

在那之后，我运用中医基础理论，结合程女士的病情，开始了进一步治疗。她平素体质即脾胃气虚，又经历手术，损伤了经络和气血，加上对"肿瘤""癌"这些字眼儿忧虑郁闷，存在"思虑伤脾、肝气郁结"，进而导致脾胃的消化功能失调，"气血生化之源"的营养不足，中医辨证属于气虚血瘀、经脉受损、肝脾失和。这正是中医发挥优势特色的切入点，特别是针灸治疗。根据中医四诊要点，我不断辨证、辨经分析，取穴时兼顾局部、远道及辨证，使"气至病所"，最大限度帮助患者恢复经络气机的通畅，以健脾和胃、疏肝理气为主要疗法。

不到两周的时间里，程女士的诸多不适症状均得到改善，胃液引流渐渐减少，胃管夹闭6小时后胃液仅存50毫升。

我进一步建议程女士复查消化道造影，评估病情。疗效的反馈随后传来：

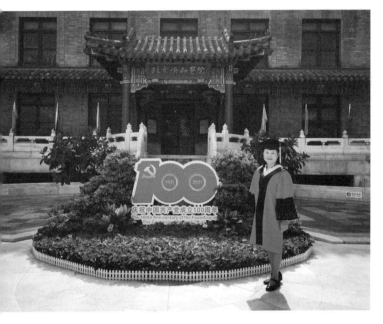

"做了消化道造影检查，已经看到胃肠开始蠕动啦，主治医师已经让我开始吃点儿东西了，以前觉得没有滋味的粥，现在吃起来觉得太好吃了！谢谢孙大夫！"

重温时景，她报喜心切，边说边喘，胃管在鼻腔里轻微移动，神情却兴奋得像个孩子。我轻抚着她瘦弱的后背频频点头，安慰都在注视里。

基于程女士的信任与配合，我继续针对她的间断性打嗝、胸闷烧灼感等不适给予巩固性针灸治疗，病情逐渐改善。后来又拔除了胃管及空肠营养管，经指导后进行饮食结构调整，情绪舒畅且配合适当活动，针灸治疗告一段落。

不过，虽然胃瘫痊愈了，但程女士因焦虑抑郁出现的睡眠不佳、胸部烧灼感经常反复，也出现过颈椎、肩、膝关节痛等其他不适症状，多年来间断在我门诊针灸治疗。症状缓解后，她不仅参加同学聚会，还能爬山郊游。她常念叨："孙大夫，我看见您跟您说几句话，您一给我针灸，就觉得不舒服全好啦。"

医患，由疾病相识，因信任结缘。医师给病人开出的第一张处方是关爱。这份爱，责至深、情至切。维系这份爱，靠的就是信任。

十几年岁月如梭，我时常感到身为医生的幸运与幸福，我惦记患者的病痛，时常琢磨治疗的改进，这是心头一份甜蜜的负累、一份心甘情愿的担当；患者更是经常牵挂、想念着我，对医者的敬重已化为她心灵依靠的港湾。

随诊期间，我和程女士会聊聊家常、谈谈趣事、互问冷暖，曾分享中医针灸申遗成功、被列入联合国非物质文化遗产名录的喜悦，曾交流中医针灸科普小文的保健知识，她按我的指导自我按摩、艾灸穴位进行保健……只言片语看似平淡却字字入心、句句牵情。

今年已经73岁的程女士，听说我在整理一些疑难病症，用于临床带教，便主动请缨，提供了保存十几年的宝贵病历本，并向我的学生讲述和我之间的医患故事，以及针灸治疗的种种效果，同时还不忘鼓励学生好好儿学习，传承中医针灸技术、发扬中医文化。

"遇到协和的顶级专家，我觉得自己还能活很多年，我还能在小区遛弯儿，还能逗小娃娃玩儿，我不是一只脚踏进棺材里的人……"虽然程女士只是我医治过的成千上万的患者之一，但她对我的这份真心相托我一直藏在心底，视如宝鼎，因为它毫无矫作，自然流露，诚挚可贵，日久弥真！

这份长达十余年的信任令我难忘、给我力量，让我承之欣慰、受之感动。信任，来自病患心底的真诚，是医生履行职责的激动剂。信任与担当，是医患之间良性的精神互动，也是医生和患者快乐幸福的源泉。

在38年的行医生涯里，我的诊疗一直深得广大患者的信任。我知道，正是这信任的力量，一直激励我、鞭策我，继续尽心竭力，救死扶伤！

作者简介 ♥

孙华

北京协和医院中医科主任医师，临床医学教授，博士生导师。

中国针灸学会常务理事，中国针灸学会综合医院针灸分会副主任委员。

曾多次被评为北京协和医院"优秀教师"及"优秀共产党员"。2020年被评为"首都中医榜样人物"，2021年被评为"优秀名中医"。

擅长针灸治疗脑血管病、抑郁症、术后胃瘫、失眠、颈椎病、腰椎间盘突出症、带状疱疹及一些疑难杂症。

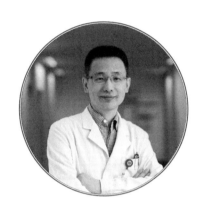

07

概率

向阳

● 我相信，只要业务精湛，视患如亲，大胆假设，科学求证，
  "概率"也会变得更有温度，为所有医生助力，为广大患者
  服务！

概率是一个统计学术语，指的是事件发生的可能性。我们在科学研究和日常生活中，经常会谈到概率，比如天气预报会说降水概率，数学和物理学会说统计概率，看球赛会猜输赢概率。但是，在医学中，"概率"被赋予了特殊的意义，因为它关乎患者的生命健康，背后又连接着千千万万个家庭。

每次我在医院早上查房的时候，都会为科里的年轻大夫讲课，告诉他们一些最常见的概率。比如，关于早期宫颈癌，无论是根治性手术或放疗，还是保留生育功能的治疗后，复发率都是小于5%的。然而无论是采取根治性治疗还是保留生育功能的治疗，一旦复发，有将近50%的患者会因复发而死亡。对于卵巢癌，符合保留生育功能的早期患者，采用保留生育功能的治疗后的复发率和采用根治性手术治疗的复发率都在10%~15%。当然，一旦复发，5年生存率将明显下降。因此，对于这类患者如果采取保留生育功能的治疗，必须严格掌握适应证。作为妇产科医生，只有把这些基本数字牢牢印在脑海里，才能做到对治疗方式的选择心中有数。但是，要想成为一名真正合格的妇科肿瘤医生，不仅仅是记住这些冷冰冰的数字概率，更要铭记如何利用这些数字，指导我们进行临床决策和诊疗。

医学背后的命题是如何挽救生命，医生每天都在用思考来衡量疾病"概率"的利弊，而对于患者个人而言，带着对疾病的陌生、畏惧，甚至是恐慌，总会保护性地带着侥幸心理，把自己归入那个幸运的数字概率中……作为医生，我们要如何科学决策？如何用我们的爱与胆识、专业和担当，让概率温暖起来呢？

记得几年前的一天，门诊来了一名38岁孕16周的孕妇，一进诊室就泣不成声。

"大夫，我好不容易才怀孕，可，可是刚刚却查出了早期宫颈癌……大夫，我，我舍不得这个孩子，您一定要帮帮我……"

经仔细询问得知，患者已就诊于多家医院，得到的建议都是尽快终止妊娠，治疗肿瘤。而她太渴望这个孩子了！如果选择了早期宫颈癌根治方案，她将永远无法拥有自己的孩子。

作为一个肿瘤科医生，本已习惯用"概率"去解释情况的程序，但在那一刻，她的热泪和渴望求助的眼神触动了我。静思片刻之后，我斟字酌句地向她解释，其他医院的医生给出的处理方案，从肿瘤治疗原则上讲是对的。选择终止妊娠、治疗肿瘤，是最稳妥的方案。孕妇一听，立刻垂下头抽泣。我继续说："如果进行宫颈局部手术，保留子宫并继续妊娠，会有肿瘤发展的风险，流产的概率也会增加。但根据活检的病理类型及肿瘤的期别，以及最新的研究成果，你所患的是早期宫颈癌，并非特殊病理类型，采用保守性手术治疗的成功率有望达到90%以上。"

听到这里，患者的眼睛马上亮了起来，停止了哭泣。我告诉她，我们有信心为她进行保留子宫的扩大宫颈切除术，并在术中进行宫颈内口环扎，以保证妊娠的顺利进行。当然，过程中的风险不能排除。

患者非常激动："大夫，拜托您试一试。"

"考虑到你的迫切期待和要求，只要你和家人同意，我会组织科室迅速对你病变的范围及病理类型进行全面复核，在分析论证后再做决定。"

孕妇抬起头，满眼的泪花后面闪着光彩。此后，经过相关检查以及和患者反复充分的沟通，我对她先进行了宫颈的局部手术（广泛性宫颈切除术），子宫得以保留，其后严密监测妊娠情况，直到妊娠第34周后，我们适时进行了剖宫产并同时进行了子宫切除术。术后的恢复令人满意，新生儿出生后一切正常。她定期来门诊复查，到现在已经5年过去了，肿瘤痊愈，孩子也很健康。

前几天，还有一个年轻的患者举着一面大锦旗来门诊找我，一定要和我合影。硕大的锦旗后，露出她洋溢着欣喜笑容的脸庞。就是她，那个我没有因为"概率"而切除她卵巢的姑娘。

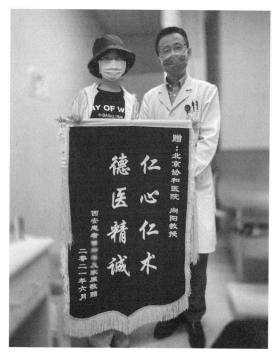

记得患者第一次来我门诊的时候，只有30岁，尚未生育，在查体时无意发现双侧卵巢囊肿，影像学提示"双侧卵巢囊实性肿物，恶性不除外"。当时，她的脸上满是恐慌，脸色苍白，连声问我："向大夫，我不切除双侧卵巢可行吗？如果保留了，复发的概率是多少？怀孕的概率有多大？我刚刚结婚，还没有孩子。"

在交谈中，我能感受到她的焦虑与期待。一直到手术前，她还在麻醉等候区递给我她事先写好的小纸条。递过纸条的手冰冷中带着微微的颤抖。她拜托我一定要想办法保留卵巢。之前在查房的时候，我为住院大夫讲解早期卵巢癌或者交界性卵巢肿瘤不同手术方式后的复发率情况，囊肿剔除比卵巢切除复发率至少增加一倍。但是，面对一位已婚未育的女性，选择题该怎么做呢？如果从肿瘤治疗的角度考虑，为了减少复发的概率，就要让患者永久丧失生育机会；但是，如果要保留生育的可能性，选择保留卵巢的囊肿剔除术，肿瘤复发的风险将会增加。

经过与患者反复沟通，我们决定为她进行双侧卵巢肿瘤剔除手术，保留了一部分正常的卵巢组织。术后病理显示，剔除的囊肿是交界性肿瘤，伴局灶早期癌变。患者按时来门诊复查，很快恢复了健康。如今，举着大锦旗憨笑着、期待与我合影的她，已经成功升级为妈妈了！

无论是妇产科还是其他专业领域的医生，我们面对的不仅仅是疾病。虽然我们学习了专业知识，熟知各种概念、数字和概率，但应用这些知识的医生应该用心、用情去治疗患有疾病的有思想、有情感的人。复发率是复发的风险，我们无法估量她会是那80%~90%没有问题的人群中的一分子，还是那10%~20%出现复发的人群。毕竟，一旦复发，对病人而言就是100%。

随着现代医学的发展，医学技术和医疗器械飞速升级，在提升诊疗水平的同时，也常常令人心生感慨。医学越来越成为各种精细检查和不同数字的展现。我平时看文献、为学生批改论文，满眼也都是各类数据和概率。特别是针对妇科肿瘤，实证研究和数据论证更是越来越多。我经常思考，"概率"是印在书本上的，但通过我们医生的口和手传递的"概率"来源于医者之心。我们要让"概率"因我们内心的仁爱而有温度，肿瘤的治疗中也因我们对患者综合分析、整体评估而更人性化。临床实践证明，在经过科学评估和确保肿瘤治疗安全性的基础上，医生的担当和能力，可以使过去的一些不可能变成可能。

我相信，只要业务精湛，视患如亲，大胆假设，科学求证，"概率"也会变得更有温度，为所有医生助力，为广大患者服务！

作者简介

向阳

北京协和医院妇科肿瘤中心主任，教授，博士生导师，享受政府特殊津贴，第九届国家卫生健康突出贡献中青年专家。

国际滋养细胞肿瘤学会执行委员及第18届主席，中华医学会妇科肿瘤分会副主任委员，中国医师协会妇产科分会妇科肿瘤专业委员会主任委员，中国抗癌协会妇科肿瘤专业委员会常委，北京医学会妇科肿瘤分会主任委员，北京医师协会妇产科分会副会长。

发表中英文论文400余篇，其中SCI论文100余篇，并作为指南编写专家，参与了*FIGO Update on the Diagnosis and Management of Gestational Trophoblastic Disease*的更新、编写。

主持国家自然科学基金10项、省部级研究项目多项；以第一完成人参与的《滋养细胞肿瘤综合诊治技术的进一步发展与推广》，获多项省部级一、二等奖。

致力于妇科肿瘤临床、科研和教学工作。主要研究方向为妇科恶性肿瘤的手术及综合治疗、妊娠滋养细胞肿瘤的规范诊治及难治病例的诊治策略。

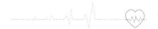

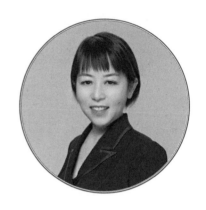

08

遥远的梦想——漫步

李梅

● 生活赐给我们苦难，我们却报之以歌。是成骨不全症小朋友的坚强与勇敢，带给我们战胜疾病的勇气和智慧。

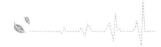

光阴似箭。12年来，莲莲一直是我心里挥之不去的牵挂。

我看着她从襁褓中的婴儿，慢慢成长为一个勇敢的女孩儿。我们一起走过的这一路有艰苦、有忧伤，但也有温暖与坚强。

初次相遇

我们第一次见面，是在北京协和医院内分泌科病房。

当时只有6个月大的莲莲，瘦小无助，让人心疼。虽然莲莲来到这个世界已有6个月的时间，但在轻微外力下她就会反复发生骨折，究竟骨折了多少次，连莲莲的妈妈都记不清楚了。由于反复骨折，莲莲不能有任何大动作的活动，每天包围她的是骨骼的疼痛。她那清澈无邪的大眼睛左顾右盼，充满期待，好像是在告诉我们：帮帮我吧……

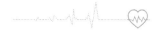

莲莲的爸爸是一名普通工人，朴实而坚强。莲莲的妈妈则是家庭主妇，时常默默流泪。他们不知所措，有的只是对孩子的担心，对生活的无奈。

科学解惑

循着患者出生后一周即发病，反复数次骨折的线索，我们给莲莲做了认真细致的检查——发现莲莲巩膜蓝、双手关节韧带松弛，骨骼纤细，四肢弯曲。骨骼X线检查提示，她四肢骨骼纤细，骨皮质菲薄，多部位骨骼可见骨折线。骨密度检查提示莲莲的腰椎及髋部骨密度极低。根据影像检查与临床观察，我们确诊莲莲罹患的是遗传性骨病——成骨不全症，又叫"脆骨病"，也就是老百姓所说的"瓷娃娃"。莲莲，真是捧在手心里怕碎了的小娃娃。

成骨不全症是一种由于骨骼Ⅰ型胶原蛋白数量减少或结构异常而造成的先天性遗传性骨骼疾病。发病原因可能与多种基因突变有关，临床表现为骨质脆弱、骨密度低下、反复骨折，可引发骨骼畸形，严重影响患者的生活质量，疾病还可以有多重骨骼外表现，包括蓝巩膜、耳聋、关节韧带松弛等。

明确了临床诊断，我们在北京协和医院国家卫健委内分泌科重点实验室的帮助下，采用先进的二代靶向基因测序技术，明确了莲莲的病因是COL1A1基因突变所致。骨骼不仅有钙、磷等矿物质，还含有丰富的蛋白质，而蛋白质中90%是I型胶原蛋白。COL1A1基因突变会引发骨骼中重要的I型胶原蛋白数量减少。莲莲携带COL1A1基因突变，使得骨骼中I型胶原数量减少，因而骨密度降低，骨脆性增加，反复轻微外力下发生了数十次骨折。

战胜疾病

　　由于成骨不全症是遗传性骨病，病因难以祛除，以往被认为是不治之症。面对如此弱小的生命，难道我们就束手无策吗？

　　经过北京协和医院内分泌科代谢性骨病组全体医生的反复会诊、多次商量，我们决定，尝试使用治疗骨质疏松症的药物，看看能否通过抑制骨骼丢失，来增加莲莲的骨密度，减少再骨折的发生。

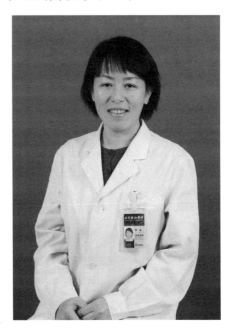

　　于是，我们在莲莲爸爸妈妈签署知情同意书的情况下，试验性地给予莲莲静脉输注双膦酸盐

类药物治疗。这个有些冒险的决定带来了明显的副作用，莲莲首次输液后，出现了严重的发热，体温升到39度，持续3天才好转。一开始，莲莲的爸爸妈妈很害怕，但我鼓励他们不要灰心，这可能是药物起效的标志，我们会给莲莲同时补充钙剂和维生素D，帮助改善病情。

过了一年，奇迹出现了，莲莲的骨折次数明显减少，骨密度显著升高，骨骼X线病变明显好转！之后，我们给莲莲输注了第二次双膦酸盐，这一次治疗，莲莲竟然未再出现明显的不良反应，让我们和莲莲父母对治疗充满信心。

曙光初现

是莲莲的勇敢和坚强以及家长的配合，让我们相信，并非所有的遗传性疾病都无法治疗，这也让其他的成骨不全症患者看到了希望。经过十多年的努力，我们不断探索成骨不全症的分子诊断和药物治疗，目前已经建立了我国单中心最大样本的成骨不全症患者随访队列，发现双膦酸盐等药物可以增加患者骨密度，降低骨折风险，而且很多新型的治疗药物也在不断研发中。

随着对疾病认识的提高，诊断和治疗水平的进步，北京协和医院牵头全国多名专家总结临床经验，撰写和发布了《成骨不全症诊疗指南》，让更多的医生了解这种危害严重的疾病，提高对疾病的临床诊断及治疗水平。

破茧成蝶

尽管莲莲接受了有效的药物治疗，可是她过去骨折了许多次，四肢明显弯曲，在花儿一样的年龄，她不能站立，也不能行走，她的美好童年，难道要一直在轮椅上度过吗？我们又开始牵挂、担忧。

北京协和医院一直有着优良的多学科联合攻关的传统，在内分泌科、骨科、麻醉科的共同努力下，小莲莲接受了四次矫形手术，并在术后接受了科学的康复训练。经过两年的多学科联合治疗，莲莲弯曲的双侧下肢骨骼终于化曲为直了。

时光飞逝，转眼间，莲莲已经12岁了。有一天，在医院内分泌门诊的长廊上，我们用期待的眼神，鼓励莲莲试着扔掉拐杖，走几步看看，莲莲胆怯地迈出了第一步、第二步……尽管有些不稳，但却走得坚定。这蹒跚的漫步，竟然是我们12年来共同的梦想，漫长，却那么温暖。

生活赐给我们苦难，我们却报之以歌。是成骨不全症小朋友的坚强与勇敢，带给我们战胜疾病的勇气和智慧。

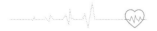

生命看似平淡、简单，却又充满波澜与温暖。

喜欢，做一名医者。

喜欢，岁月赐予的生命之歌。

作者简介

李梅

北京协和医院内分泌科副主任，主任医师，博士生导师。

中华医学会骨质疏松和骨矿盐疾病分会候任主任委员，北京医学会骨质疏松和骨矿盐疾病分会候任主任委员，中国研究型医院学会罕见病分会理事。

《中华骨质疏松和骨矿盐疾病杂志》副主编、编辑部主任。

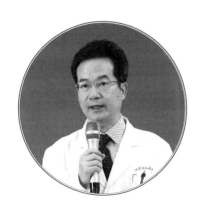

09

原来生命可以这样延续

杨爱明

● 到了手术的最后，我的心已经跳到喉咙了，全身衣服都湿透了！不过，值得欣慰的是，我们成功了！患者后续的麻烦中止了！我们真正实现了"以病人为中心，待病人如亲人"的协和医院的办院理念。

"大夫，我是从满洲里过来的，我们那边的医生诊断是胰腺癌，说是晚期的，无法做手术了。听说您是胰腺方面的专家，您得救救我啊！"

那种眼神，到现在我仍然难以忘怀……

那是2014年的冬天，天气很冷，病人带着大包小包进了诊室。我认真询问了病史，原来，病人半年前出现眼睛、皮肤发黄，小便发黄，到当地医院就诊，最后诊断为胰腺癌晚期。病人说："因为无法手术，医院给我做了含放射性同位素粒子的植入，用于姑息治疗。我有黄疸，他们还为我装了胆管、胰管的支架。"遗憾的是，她在放置胆管支架后4个月就反复出现发热。就这样，病人带着好几本病历，十几袋的片子辗转找到了我。

我认真查看了化验单，结果提示胆管梗阻时出现的胆红素升高，肝功能异常，其中胆管支架放置前CA-199（提示胰腺癌的重要指标）明显升高，但是支架引流后却降到正常。这个指标立刻引起了我的关注：如果是胰腺癌，为何仅仅放置支架后，提示胰腺癌的肿瘤指标CA-199就能降到了正常呢？难道病人并不是胰腺癌，而是其他疾病？

我们知道，有一种罕见病叫自身免疫性胰腺炎，这个病很容易被误诊为胰腺癌。自身免疫性胰腺炎最重要的诊断指标是IgG4，想到这里，我赶紧在各种化验单里寻找答案。

为了诊断，当地医院下了不少功夫，为病人做了大量检查。大概20分钟后，我读完了所有化验单，终于找到了IgG4结果。

病人的IgG4指标是正常的。我没有放弃，继续认真看影像学检查，最近的CT、MRI都显示胰腺肿大，病变与其邻近的大血管关系紧密，确实很难分清是胰腺炎症渗出还是胰腺癌局部侵犯，而且还有放射粒子的伪影造成的影响，鉴别极其困难，需要再认真看看没有进行介入手术之前的片子。

面对十几个口袋的片子，我花了几十分钟仔细甄别胰腺、胆管、病变与血管、周围有无肿大淋巴结，以及肝脏的情况。最后发现，胰腺体尾部胰管并没有明显扩张，这个现象不支持胰腺癌。而且，在病人就诊初期，除了胰腺头部明显肿大之外，胰腺体尾部也有轻微的饱满，像有个包鞘样改变，这种现象让我想到还是有自身免疫性胰腺炎的可能。因为自身免疫性胰腺炎分为两型，包括1型和2

型，1型自身免疫性胰腺炎的IgG4升高，而2型自身免疫性胰腺炎则IgG4不高。这个病人IgG4不高，会不会就是2型自身免疫性胰腺炎呢？

要搞清楚，就要进行穿刺以获取细胞、组织进行组织病理诊断。另外，病人放置胆管支架之后，反复出现发热，说明胆管支架不通畅，需要更换支架。这个时候的当务之急就是入院进行内镜下各种手术。我们很快联系病人住院进行进一步检查和手术。入院后，我们为她组织了一次大讨论。其中最主要是进行内镜超声引导下穿刺，怎么穿？穿几针？用什么针来进行穿刺？什么时候进行ERCP（经内镜逆行性胰胆管造影术），进行支架的更换？病人放置了金属支架，因为是不带膜的金属支架，堵了的支架拔不出来怎么办？问题有很多，因此需要周密地计划，制定手术方案。

经过反复讨论，方案定下来了，是一次手术解决两个问题，包括内镜超声引导下穿刺和ERCP下进行胆管梗阻的疏通。因为怀疑患者是2型自身免疫性胰腺炎，诊断比较困难，因此超声引导下穿刺应准备能够获得组织的穿刺针。我们选择了经验丰富的内镜医生来操作，穿刺的时候请来对细胞学诊断有经验的病理科医生参与。

进行穿刺的时候确实遇到很多问题，首先是胰头病变里因为有放射性粒子和胆总管内金属支架的存在，产生了大量的超声伪影，严重影响超声对病变的判断。也可能因为放射粒子的放射作用造成局部组织坏死，第一、二针穿刺结果都看到大量坏死组织，未能穿刺到用于明确诊断的病变部位，这样进行第三针穿刺时，我们选择了稍远离粒子植入的区域。病理科医生告诉我们前三针都未找到肿瘤细胞，后面我们加大负压吸引的力度。幸运的是在第四、第五针取得了组织条，我们决定中止穿刺。随后转入ERCP手术，术中见到组织已经嵌入金属支架的网格中，根本无法移动支架，最后决定在金属支架内放置塑料支架，先疏通胆管，预防胆道反复感染。经过与病理科讨论，最后的病理结果符合2型自身免疫性胰腺炎。太好了，这个病的预后好，是可以治好的疾病。

激素治疗对自身免疫性胰腺炎效果很好，一般用中等量激素治疗就够。为了减少激素的副作用，一般根据体重的大小选择30mg~40mg的强的松治疗，足量激素1个月后，临床判断激素起效后就可以慢慢减量，后续少量激素维持到1年时间。我们主要通过肝功能变化来了解胆道梗阻的缓解情况，复查影像学检查（CT和MRI）来了解肿大胰腺的变化，了解胰腺炎症的减轻情况。

上面提到因为怀疑胰腺癌晚期无法进行手术治疗，为了解除胆道梗阻，当时放置了不带膜的金属支架。现在问题来了。首先，由于支架的存在，人体无法通过肝功能的变化来反映胆管梗阻缓解的情况；其次，肉芽可能长入不带膜金属支架的网眼内造成胆管梗阻，即便金属支架内再放置塑料支架，也会因为细菌和胆汁的淤积

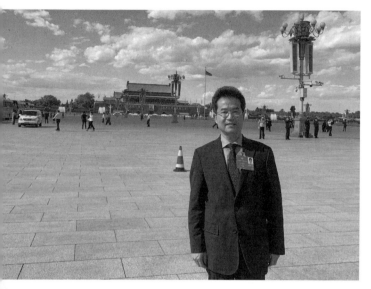

造成塑料支架阻塞，因此需要反复进行支架更换，给病人带来痛苦和巨大经济负担。由于大量肉芽长入网眼中，直接拔出金属支架是不可能的，使用过大的力量可能造成胆管撕裂、出血、穿孔等严重并发症，这样的情况下即便外科打开腹腔去取都是十分困难的。

作为消化科医生，作为做内镜手术的医生，想到支架取出可能造成的并发症，通常是会心惊肉跳的。但是，考虑到患者会出现长期、反复发热，需要反复使用抗生素，反复更换支架，从而给患者造成巨大的精神、身体的创伤，此时，医生需要的是担当和智慧，去想一些新的办法，使不可能变为可能。

经过反复讨论，我们决定在原金属支架内放置一个带膜自膨式金属支架，设想通过内层支架的张力对外层支架与内层支架之间的肉芽进行缓慢挤压，直至其坏死，达到清除肉芽的目的。3个月后，我们取出内层支架，但在进行原支架取出时遭遇巨大困难，仍然无法取出。

　　我们再一次面临的选择是，再想办法还是眼睁睁地看着病人继续受罪呢？我们分析了没能成功取出的原因：是压迫时间不够？支架张力不够？还是支架长度不合适？经过仔细推敲，我们决定使用比原来支架再长一点、张力再大一点的支架，放置时间再长一点，半年后再尝试一次。

　　手术开始了，进镜后看到支架位置都很好。我们先用器械套取内层支架，取出很顺利，但是在套取外层支架，往外拔的时候，阻力极大。当时我们感觉都蒙了，怎么办？放弃吧，患者还要这样受罪下去吗？使劲去取吧，出现并发症怎么办？病人受罪更大了，会不会和我打官司呢？此时的我心里非常矛盾。我们再次分析并再次调阅了取出内层支架前的X光片。经过反复琢磨，觉得内层支架与外层支架贴合得非常好，说明肉芽应该都被挤压出去了，应该是有取出的希望。这一次，我们把支架往里送一送、往外拔一拔，通过改变镜身让支架有一定的旋转，反复了几次，支架似乎有些松动，准备进行再次努力。

　　可以想象，我的心脏跳得有多厉害！当然我最担心的是，取支架的过程出现预想不到的、严重的并发症。通过反复几次努力，我们终于将支架取出，支架上带有很多肉芽，病人没有出现严重腹痛，局部没有出现明显的出血，我们成功了！

　　到了手术的最后，我的心已经跳到喉咙了，全身衣服都湿透了！不过，值得欣慰的是，我们成功了！患者后续的麻烦中止了！我们真正实现了"以病人为中心，待病人如亲人"的协和医院的办院理念。

病人经过一年的激素治疗停药后，目前已经不需再吃药了，过上了正常人的生活！最近病人随诊的时候是这么说的："听说胰腺癌是癌中之王，一旦诊断胰腺癌，基本上是没有希望了。当时诊断胰腺癌的时候，我感觉像是晴天霹雳，已经到了绝望的地步。当时我也只是抱着一线希望来找您，没想到通过您的治疗，我的生命得到了延续。原来我的生命还可以这样延续，谢谢您！"

作者简介

杨爱明

北京协和医院消化内科主任，教授，博士生导师。

全国政协第十二届、十三届委员，中华医学会消化内镜学分会副主任委员，中华医学会消化内镜分会超声学组组长，北京医学会消化内镜分会候任主任委员，中国医师协会消化内镜医师分会副主任委员。

《中华消化内镜杂志》副主编。

获第二届"国之名医优秀风范"奖，2021年国家卫生健康委员会突出贡献中青年专家。

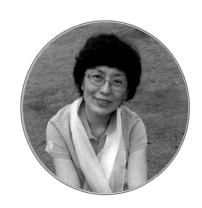

10

搏心

张抒扬

- 一个大病，医生的压力并不比患者小。一个治疗方案的抉择，医生的纠结只会比患者更多。

- 纠结，是仁心与风险在搏击，而搏心，是仁术之心的另一种表达。

"我还年轻啊，孩子小，老婆和全家都指望我，可现在100米都走不了……"

"麻烦张教授，给我好好儿看看，今后我该怎么办？"

"张教授，您说我还能活多久？"

坐在面前的病人，是在爱人的搀扶下进的诊室。他用忧郁的眼神望着我，说完这几句话，疲惫的声音戛然而止，上气不接下气。爱人在一旁默默落泪。我伸手轻轻拍了拍他的肩膀，让他平复情绪，可他无助的眼神却定格在了我的心里。

心缘，替患者捏了把汗

这是5年前的一个上午发生的事情。

一个高高大大戴着一副黑边眼镜的年轻人来看我的门诊。

"怎么不好？"示意病人坐下来，看着他一脸的忧愁。

"一个月前我发生了心肌梗死。"病历上年龄只有32岁的年轻人告诉我。

32岁心肌梗死！我心里一紧。

男性患心肌梗死，一般是50岁以后，他发生之早，什么原因？

"当时去医院怎么治的？""放了支架!"

"发病后几个小时做的支架？""大概是24小时。"

同情与担忧，我从心内科医生专业的角度询问病人救治的过程和效果。

"置入支架后怎么样？""没出院，支架就堵了。"

替他捏了把汗，心更发紧。

做心脏科医生这么多年，最怕听人说心疼，最担心发生心肌梗死。心肌梗死，是心脏病的一大急症，不及时救治，就会要人的命，常是突发意外死亡的主要原因。发生心肌梗死后，最有效的治疗是尽快把已经形成血栓的心脏血管（冠状动脉）开通，实现心肌再灌注治疗。这一措施及时与否，直接影响患者早期的生存和长期的生活质量。再灌注治疗越早进行，结果越好。再灌注的最可靠方法是经皮冠状动脉支架置入术，但支架置入后，并不是万事大吉，支架内一旦血栓形成，患者岌岌可危的生命会再次受到打击，有的因此会失去性命，而幸存者心脏功能将受严重影响，生活质量也会因此大打折扣。

眼前的病人，这一连串的打击都摊上了。我一边快速记录着病历，一边抬起头注视着他的眼睛。

"现在怎么不好？""我现在100米都走不了，更不用说干家务和上班了。这不等于残废了吗？张教授，我还有治吗？"

问与答，我基本清楚了病人的发病过程和目前情况。

"发病前，有什么不良嗜好吗？""吸烟，每天一盒，已经十几年了。"

"还有其他病吗？""没有。"

"父母好吗？""母亲心脏病已过世，父亲还好。"

门诊病人很多，但我还是给他做了仔细的体检，给了他一个详细治疗方案，并叮嘱今后要注意的事情，最后一再强调："你的病需要长期治疗，要规律复诊，药物治疗随着治疗反应要逐步做调整，有的药物需要逐渐增加剂量，目的是最大程度保护心功能，改善生活质量。"

"今天明白了许多，心里也踏实许多。我一定听您的话。"病人感受到了医生是怀着极大的担忧在跟他交流，离开诊室前，又朝我补充一句，"我家是平谷的，欢迎您有时间去那儿看看。"

搏击，不只是内心的纠结

每看一个病人，其实都是对医生的心理和医术担当的考试。这样一个不幸的年轻人，与我素不相识，一次门诊，却结下不解之缘。后来5年里，不是亲人，却比亲人还信赖和被信赖；不是朋友，但比朋友还惦念与被惦念。

不管夏日还是冬天，不管风和日丽还是大雨滂沱，听话的患者每隔一个月都来一次门诊。吃药、检查、咨询、指导，经过两年多的随访，一点儿一点儿艰难地把一个血压偏低的心衰患者的药物加到比较理想剂量。同时，其他危险因素得到较全面的控制，患者的感觉也不断变好，从走路不到100米，到可以走上三四里路，再到能骑自行车而且上班了。每当他来复诊，我都提醒他不要劳累，不要吸烟、喝酒。看得出，夫妻两人的心都放松了许多。

每个患重病的人，内心都会有求生与对病情担忧的搏击，心脏病患者更是充满对心脏正常搏动——健康人习以为常的心脏正常跳动的渴望，而找到了认为可以信任的医生时，他就会依赖上你。作为医生，我的内心对这个两度心肌梗死患者的紧张未敢放松。病人的心脏血管病情相对稳定，但随访过程中发现主动脉根部不断地增宽。追问病史得知，他姨家的三个表哥过去也得过心脏病，一个表哥做了心脏手术，另两个表哥在这两年中相继突然去世，年龄都是

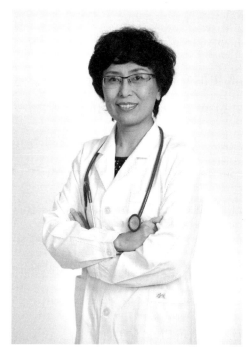

不到40岁。这样一个特殊家族史，使得我怀疑接诊的这个病人除了过去发生心肌梗死外，是不是还合并了其他心血管疾病。主动脉根部不断增宽，会不会是"马凡氏综合征"呢？搞清楚家族史对明确诊断很重要。

马凡氏综合征，是一种常染色体的显性遗传，血管的表现是中层平滑肌的囊性坏死，削弱了主动脉壁的支撑作用，导致主动脉像瘤一样向外扩张，血管壁不断变薄，可以破裂，一旦发生，连急救的机会都没有，美国女排名将海曼就是病故于此症。

我让心脏科一名主治医生去平谷调查了三次，结果令人吃惊。去世的两位表哥都患有"马凡氏综合征"，而目前的患者比他表哥病情更为复杂和严重，除主动脉根部明显扩张外，已患两次心肌梗死，心脏已经变大，心力衰竭已经发生。今后，他会不会也像他表哥一样呢？不敢再想。

"孩子小，老婆和全家都指望我呢。"患者说的话，不断在我耳旁响起。能不能下决心送他去心脏外科手术——做主动脉根部的置换术，切除有病段血管，植入人工血管？但这个手术要体外循环，不但要置换主动脉根部，而且要做冠状动脉移植术。

这样一个大手术，是在一个曾发生两次心肌梗死，血管里有支架，已出现心力衰竭的患者身上做，风险有多大，没人能准确预估。心脏外科大夫是否愿意承担此高风险手术？

医者的责任与手术风险评估的搏击，纠结的不只是我自己。更纠结的是，这样一个手术需要心脏外科等多科室来协作完成，需要我的同事共同承担风险。每次见他来随访，我心里都得到些安慰。在他离开诊室前，我都反复嘱咐：不要剧烈活动，不要劳累，不要紧张，不要提重物，不要喝酒，等等。凡是我能想到的，都提醒他。可是，我还是担心会发生意外，他晚来门诊几天，我都不免担忧。

告诉他应该去做手术？一旦手术，出了意外怎么办？

对心脏病疑难杂症的治疗，没人敢说有百分之百的把握，但又必须用百分之百的努力把风险控制到最低。一边是对生命的敬畏，一边是要对可能出现的意外做预防性手术。作为心脏科医生，内心在搏击。下决心前，必须要为手术提供更科学的检查依据。

托付，那六个小时出奇地漫长

为更好地与患者沟通和准确了解患者血管及心脏现状，我将患者收住院，做了冠状动脉和主动脉根部造影。

根据检查结果，我毫不犹豫地与患者摊牌，建议他手术治疗。在场的医生没有料到的是，面对这样一个风险极高的大手术，患者和家属几乎同时表示："张大夫，我们全听您的。"那一刻，我感受到了什么叫生命的"托付"——生与死的相托之重，而对医生来说，在患者出现风险之前，做一个预防发生风险的手术决策，比患者发生了风险去救他的命，更加艰难，这考验医生的担当。

我和心脏外科、麻醉科、ICU 的医生共同讨论手术计划，对可能出现的各种情况做急救措施预案。大到手术方式，小到手术后去哪个病房恢复等，都做了充分的准备。

病人手术当天，我出门诊。那一天，感觉门诊的时间出奇地漫长，我似乎少了平常出诊的心静，隔一会儿，就看看表，手机也放到了诊桌上。为不影响看病，我把手机调到静音，但敞着手机盖儿，为的是能看到来电显示。每看完一个病人，我都不自觉地去看是不是有来自手术室的电话。

焦急地等着消息。一名有经验的心脏医生，其实心里清楚这样的手术需要多长时间，但因为亲人般的惦记，我期望着手术快点儿结束。六个小时后，终于接到了外科主任的电话。他高兴地告诉我，手术顺利，病人一切都好，我悬着的心放下一半。接下来几天里，盼着病人醒来，盼着病人脱机，盼着病人说话，盼着病人从床上坐起，盼着病人下地行走，盼着病人早日康复。

一关又一关，一米八的年轻人又站起来了。

不少马凡氏综合征患者生前未被诊断，意外发生后尸解才得以确诊。面对心肌梗死患者，医生的诊疗常集中在冠心病本身。而对这位年轻人，认真门诊随访、治疗心肌梗死的同时，仔细观察病情变化，不放过蛛丝马迹的病症，最后在相关科室通力合作下，成功进行了风险极大的预防性手术，这要归因于没有以习惯的"一元论"传统思维去分析病情，而是结合家庭其他成员中出现的问题，追本溯源，现场调查，做出正确诊断。确诊后，我们有胆识地提出预防性措施，并综合评估预后，把握影响预后的关键因素，在与患者和家属充分沟通的前提下，制订合理而缜密的方案，从而为患者成功实施了风险预防手术。

在国内心脏领域，实施预防风险的手术，防止猝死，当属罕见。现在，每个月当我见到那快乐而熟悉的笑脸时，一种因医患之缘而来的生命亲情，便流淌在我的心底。

一个大病，医生的压力并不比患者小。一个治疗方案的抉择，医生的纠结只会比患者更多。

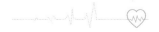

纠结，是仁心与风险在搏击，而搏心，是仁术之心的另一种表达。

作者简介

张抒扬

　　北京协和医院院长，主任医师，教授，博士生导师，心血管病学专家。在心血管常见病和疑难重症以及罕见病诊疗方面，有丰富的实践经验。开展冠状动脉及周围血管的介入诊断和治疗多年，注重对疾病从预防、诊疗到康复的全程管理。

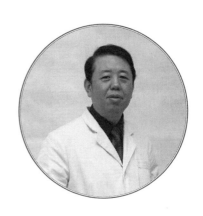

11

有所为，有所不为

郁琦

● 医者，有所为，有所不为。有所为指医生利用自己的专业
  知识为患者解除痛苦；有所不为是医生凭借良知和情怀，
  不强加患者某些不必要的治疗，或者遵从患者意愿，放弃
  某些必要的治疗。

一直以来，人们常常歌颂母爱的伟大，却很少有人真正了解，这份"伟大"背后，女性都承受了什么，付出了什么，尤其是对于患有不孕症的女性。

作为妇科内分泌专业的医生，我经常会与不孕症患者打交道。对于疾病带给女性自身及其家庭的那些痛苦，我也感同身受。我希望，通过我们的努力，能够让不孕症患者和正常女性一样拥有幸福美满的家庭。我今天要讲述的，就是发生在妇科内分泌门诊的一个真实故事。

楠楠（化名）是个渴望圆母亲梦的胖女孩儿。一见面，她就激动地向我诉说着自己的病情。

"我到处看病好几年了，年纪越来越大，月经量越来越少，感觉就要绝经了。看过几位医生，都跟我说：超过35岁卵巢功能就开始慢慢下降了，要孩子就更难了。我现在是身心疲惫，就想做试管，尽快怀孕，大夫，你就给我做吧。"

"多长时间来一次月经？'月经量少'到底是多少呢？曾经怀过孕吗？"我问。

"经常两三个月来一次，有时半年才来一次。月经量很少，几乎就一点儿褐色分泌物，身体里的毒素都排不出来。三年前曾经怀过一次孕，可是胎停了。"楠楠答道。

"我看到你脸上的痤疮不少。在你的乳头周围、肚脐下面有没有长毛？"

楠楠很惊讶："医生，你是怎么知道的呢？我右侧乳头旁边和肚脐下面总有几根长毛，拔了也还会再长出来。这跟我的病有关系吗？"

"身高、体重是多少？"我继续问。

"身高1米6，体重75公斤。"虽然楠楠充满疑惑，可还是继续回答了我的提问。

"体重指数29.3kg/m^2，按你的症状来看，基本可以诊断多囊卵巢综合征合并肥胖症，你不怀孕跟这个病肯定有关系。爱人做过精液常规检查吗？"

"没查过，我老公身体很好的。在别的医院检查，医生给我做了B超后，都说我是多囊，不能怀孕，一直都是我在治疗。"

"不孕不育是夫妻双方的事儿，精液好不好跟身体健康与否也不是一回事儿。让你爱人去查个精液，这是最简单的检查，无创，费用也不高，你之后的诊疗方案也要结合你爱人的精液检查结果来定。"叮嘱完这些后，我又说："由于多囊卵巢综合征患者很容易出现内分泌代谢异常，你还需要再做几项检查，看看血糖、胰岛素、甲状腺功能等有没有出问题。明天记得带一个2两的馒头，来抽个血。你要先减肥，3个月努力减重20斤，之后咱们再说怀孕的事儿。"

"可是我身边很多人也挺胖的，但都怀孕了，为什么我怀不上呢？"楠楠直说减肥太难，"我的胖是遗传的，我妈妈就比较胖，我其实吃得不多，但就是瘦不下去。"

"你现在的体重不适合怀孕。孕前就肥胖，孕期很容易体重增加过多，这样不但增加了流产、妊娠期高血压、糖尿病、胎儿发育迟缓和巨大儿的发生率，对产后母子健康也有很大风险，如果控制不好，产后患2型糖尿病的风险也会非常高，这是影响你后半生健康的大事儿，必须先减肥！"

我竭力将治疗中最重要的一步——减肥讲给楠楠听，可她还是坚持，一心想做试管。"我月经量越来越少，身体里老有毒素排不出去，恐怕要绝经了吧，我现在就想做试管。"

楠楠不合时宜的固执让我也急了起来。沉思片刻，我还是觉得一定要把道理跟她讲明白。"月经量少，如果不是结核就不用治疗。你总说'身体有毒素排不出去'，这句话是有问题的。月经血就是血，里面不含有任何必须排出去的废物和毒素。多囊卵巢综合征合并肥胖症的人，很多都会伴有高雄激素血症、胰岛素抵抗等疾病，这是最常见的妇科内分泌疾病之一，主要的临床表现就是肥胖、多毛、痤疮、月经稀发或闭经。你的月经量少不是因为卵巢功能有问题，而是因为肥胖和排卵障碍。根据目前的情况看，减肥对你来说才是更重要的事，必须先减肥！"

看到楠楠的表情起了变化，似乎是将我的话听进去了。我再接再厉："得了多囊卵巢综合征，不是不能怀孕，只是怀孕概率下降，主要原因也是因为排卵障碍。只要让排卵恢复正常，正常试孕是有怀孕可能的。你曾经怀过孕，试管婴儿解决的是不怀孕的问题，对于怀孕后的胚胎停育，试管婴儿也不能完全避免。减肥能够增加自发或诱发排卵，进而提高你的受孕概率。不孕症的治疗原则是：从简单到复杂，从无创到有创，能用简单的方法解决的问题，就没必要用复杂的方法。试管婴儿不是，也不应该是不孕症治疗的唯一手段，而是最后的手段，是不得已的选择。所以啊，楠楠，先减肥吧！"

听了这些话，楠楠终于下定决心去减肥。经过3个月的坚持和努力，在我们妇科内分泌医师和营养科医师的共同帮助下，楠楠成功减重18斤。3个月后，当她再次走进我的诊室，就像变了个人一样。楠楠的精神状态好了很多，人也变漂亮了。在看过楠楠的检查检验结果后，结合她爱人的精液情况，我们决定为楠楠进行药物促排卵治疗，同时结合基础体温，指导同房。幸运的是，仅仅经过两个周期的促排卵治疗，楠楠就顺利怀孕了。

如今，楠楠已为人母，早已摆脱了内心的焦虑。她特意来门诊对我说："郁医生，我听了您的话，减肥真有用。"

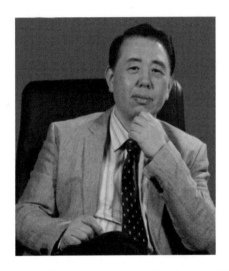

医者，有所为，有所不为。有所为指医生利用自己的专业知识为患者解除痛苦；有所不为是医生凭借良知和情怀，不强加患者某些不必要的治疗，或者遵从患者意愿，放弃某些必要的治疗。作为林巧稚教授创办的北京协和医院妇产科，任何一项医疗活动中，我们都始终秉承着协和的传统：以病人利益最大化为临床诊疗的最高宗旨。比如产科医生应该高度重视围产期保健，而不应只注重严重的妊娠高血压疾病的抢救；再比如妇科肿瘤医生更应大力推广并实施宫颈癌筛查，而不应仅满足于熟练完成宫颈癌根治术；同样，一个治疗不孕症的妇科内分泌医生，也不应该将有生育需求的患者都安排做试管婴儿，而应该让这些患者尽可能不做试管婴儿就能获得正常妊娠。

如何面对一个个普通的病人，体现了医生的职业素养。为每一位患者量身定做基于现有医疗和经济水平，同时符合伦理原则的患者利益最大化的临床诊疗方案，而不是只要会了一种新技术就迫不及待地应用到患者身上去，这就是有所为有所不为的协和答案。

生育是人类的本能，它使得人类得以繁衍生息。女人生孩子似乎是天经地义的事儿，几乎没有任何一对夫妇在新婚伊始就对自己的生育能力表示怀疑。但我想对所有育龄女性说："如果真想要小孩儿，应尽早规划自己的人生，毕竟，怀上孩子，才是万里长征的第一步。但无论是否生育，希望每个女性都能活出精彩的自己。"

作者简介

郁琦

北京协和医院妇产科学系副主任，妇科内分泌与生殖中心主任，主任医师，教授，博士生导师。

中华医学会妇产科学分会绝经学组组长，中华医学会妇产科学分会妇科内分泌学组委员，中国医药教育协会生殖内分泌专业委员会主任委员，中国妇幼健康研究会生殖内分泌专委会副主任委员，亚太绝经联盟主席，国际绝经学会*Climacteric*杂志副主编等。

从事妇科内分泌与辅助生殖临床、教学和科研工作30余年，发表论文200余篇，其中SCI收录30余篇，主编学术及科普书籍10余本，组织编写生殖内分泌疾病指南多项。

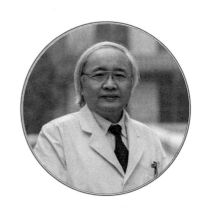

12

人世间

金征宇

● 我们，既受人尊敬又遭人非议；

　我们，步履维艰却又义无反顾；

　我们用青春在学习，用生命去工作；

　我们，是中国医生！

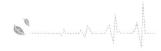

　　生命是一场从出生到死亡的历险。在37年的职业生涯中，我经常目睹生死，相比于其他行业人员，对生命和健康有着更深刻的领悟。

　　作为生命中转站的医院，每天上演着各种悲欢离合，而真正直面死亡威胁，为患者筑起生命大堤的，往往是身穿白衣的医务工作者。

　　我是一名放射科医生，1984年大学毕业后，就来到北京协和医院。在37年的岁月里，我一直从事影像诊断和介入治疗工作。回看这几十年，正是我国影像技术发展最快的时代，风起云涌的新技术赋予了医生对抗死神的利器。

　　在医学发展的过程中，其实最难突破的莫过于诊治思路的创新，医生们看似冒险的尝试，实际是对人体本身功能的透彻理解，积累到一定程度后的爆发。

三十多年前，我就亲身体验了初出茅庐、单刀赴会式地与死神的赛跑。

1988年的夏天，我还沉浸在难得的周末休闲时光里，突然，一阵急促的敲门声穿透了午间的寂静，传达室的大爷气喘吁吁地叫我："金大夫，快，快接电话，有急事！"

八十年代的电话作为稀罕物件，远远没有普及到普通人家。况且还是在周末打来的，更预示着这通电话的紧急。我趿拉着拖鞋，连跑带颠地冲到电话跟前。"您……"刚刚说了一个字，电话那头就发出了一连串连珠炮似的声音。

电话是呼吸科朱元珏教授打来的，她火急火燎地说："小金，急诊来了一个大咯血的病人，很年轻，咯血量很大，非常危急，你能不能赶紧来做介入治疗？"

出于医生的职责，我本能地脱口而出："能，我马上到！"

甚至来不及换鞋，穿着居家的短裤和拖鞋，我把吱吱带响的自行车骑得飞快。在两侧晃动的树影下，我的大脑开始了飞速旋转。病人现在到底是什么状况？在没有技术员、护师的辅助下，我是否能够独自应对？

关于大咯血的介入治疗，我曾经在国外的文献和书籍上看到并发表过相关综述。咯血大部分是支气管动脉破裂造成的，介入治疗就是把导管插到支气管动脉里，用栓塞剂把出血的血管堵上，从而达到止血的效果。

当时，虽然我是全国范围最早开展介入治疗的医生之一，但并没有完成过相同病例，甚至没有观摩过其他医生的实际操作，仅仅阅读过文献中的相关描述。

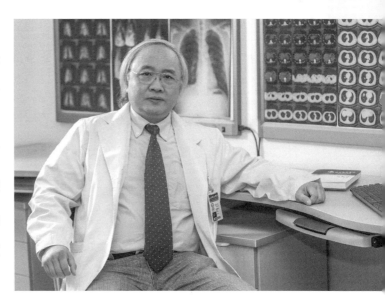

我一边骑车，一边努力回忆着文献上的每一个操作过程、每一个注意事项。伴随着内心的忐忑，5分钟后我就到达了医院。

刚刚打开血管造影机，朱元珏教授就带着病人迅速到达检查室。她在安置患者的同时，向我口述了患者的大致情况。病人，女，年龄23岁，职业是文工团演员，既往有右肺支气管扩张，这次是突发大咯血被同事送到距离最近的协和医院。

躺在平车上的小姑娘面色苍白，咯出的鲜血染红了整件上衣，显得十分刺眼。我们刚刚把病人扶到血管机的位置平躺，她就突然坐起，喷射出大量鲜血，溅满了我的刷手服。

更危险的是，此时患者血压已经无法测出，好在血库及时送来全血。朱大夫和助手在输血抢救的同时，我进行股动脉穿刺，导管顺利到达右侧支气管动脉，插管成功。随后，我将栓塞材料明胶海绵剪成颗粒状准备操作时，患者又大量咯血，剧烈的咳嗽导致本已到位的导管滑脱出来。

安抚住异常烦躁的患者，我深吸了一口气，稳定了一下自身情绪，重新找到支气管动脉，迅速地把明胶海绵注射到病灶血管，一秒，两秒，三秒，寂静地造影室里我能听到自己怦怦的心跳声。

血流，终于慢下来了，栓塞起了作用。

我刚想擦拭一下头上的汗珠，谁知，意外又发生了。病人再次咯血，量虽然没有之前大，但鲜血里有颗粒，我仔细一看，居然是明胶海绵块被咯出来了，这意味着病人的血管破口太大，海绵体积不足以堵住漏洞，但是，从另外一个层面，这也说明这种治疗思路和方法是正确的。

我开始重新制作明胶海绵，这次，我吸取了经验，改变了海绵的形状，没有把海绵剪成块，而是剪成长长的一条，重新尝试往血管里打，支气管动脉终于堵上了。

不到10分钟，朱教授欣喜地说："血压上来了，救过来了！"

此时此刻，虽然我的汗水已经渗透了全身，但是终于听到了这句最鼓舞人心的话。

第二天，胸部疾病大查房时，胸外科徐乐天教授高兴地说："我们当年做住院大夫时，曾经出现过类似的病人，当时病人因为大咯血，导致血灌到肺里（相当于把病人'淹死'），而且在双肺都是血液的情况下，外科无法处理。看来，介入治疗是这类病人的首选生存法则！小金，干得漂亮！"

徐大夫的话让我深刻理解了介入治疗的价值，虽然这是我第一次做大咯血的病人，过程又是如此惊险，但最终成功挽救了病人的生命，这就是职业赋予我的最大成就感！

病人出院时专程来向我告别，她郑重地向我敬了一个军礼，看着她稚嫩年轻的面孔，我感慨良多，通过我和同人们的努力，人世间一个鲜活的生命得以继续闪烁光芒。

手术台就是和死神搏斗的战场，看不见硝烟的地方却上演着"命与命"的较量。也许每一个成功的案例，都能让人感慨医学的"无所不能"。但是，即使当今医学已经发展到了"不可思议"的水平，人类在医学领域的研究，还处于婴儿期。人类所能触及的，依然太少……

每当抢救成功一例病人，医生心中的欣喜与满足是难以用语言名状的。它胜过任何金钱和物质的奖励，可能这就是作为医者在人世间最大的满足和骄傲吧！

其实，在黑暗中艰难前行，是每一位勇敢医者所必须经历的。而患者及其家属能做的，就是尊重医学，尊重每一位医生的拼搏与付出！

如果有人问我从医一生的感悟，我可以这样告诉你们：

我们，既受人尊敬又遭人非议；

我们，步履维艰却又义无反顾；

我们用青春在学习，用生命去工作；

我们，是中国医生！

作者简介 ᐧᜅᐧ

金征宇

北京协和医院放射科主任，北京协和医学院影像医学与核医学系主任，中国医学科学院医学影像研究中心主任，主任医师，教授，博士生/博士后导师。

中华放射学会主任委员，中国医师协会放射医师分会会长，中华国际医学交流基金会副理事长，中国医学装备协会副理事长，中国医学装备协会磁共振应用专业委员会主任委员，中国医疗保健国际交流促进会放射学分会主任委员，中国老年医学会放射学分会主任委员，北京医师协会放射分会会长。

《中华放射学杂志》总编辑。

2014年，北美放射学会（RSNA）终身荣誉会员；2016年，日本放射学会（JCR）终身荣誉会员；2018年，欧洲放射学会（ECR）终身荣誉会员；2018年，法国放射学会（SFR）终身荣誉会员；2019年，美国伦琴射线学会（ARRS）终身荣誉会员；2019年，德国放射学会（DRK）终身荣誉会员；2019年，国际放射策略研讨协会（IS3R）副主席；2019年，北美放射学会（RSNA）大中华区委员会主席。

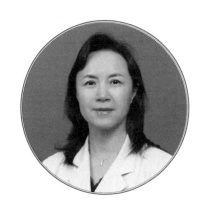

13

传承

朱兰

● 不忘前辈的教导，为后辈做好榜样，这就是传承的力量！

惊风飘白日，光景驰西流。转眼间已在协和工作了三十二载。熟悉的汉白玉台阶，庄重的飞檐碧瓦，每天从这里走过，我都浑身充满了力量，精神抖擞地开始一天的工作。

我的导师郎景和院士曾教导我们："关爱，是医生给患者的第一张处方。"年轻时的我，一度认为对患者的责任就是准确地诊断和治疗，而协和医院妇产科的诸位前辈对患者的态度则让我对医患关系的认识更深刻了一步。医学本身的科学性和人文性是并存的，科技进步与人道主义并行不悖。我科敬爱的前辈林巧稚大夫关爱病人的故事，一直成佳话传颂在妇产科并植入每位妇产科人的心田。

林大夫治学严谨，虽对自己对学生要求甚严，但对病人特别好，查房时，她总会拉着病人的手，就像母亲关爱孩子一样。林巧稚大夫说过"我是一辈子的值班医生""大夫的时间不属于自己，而是属于病人"。林大夫将自己的一生都奉献给了医学事业。初始，我们会觉得这些话语、这些理念、这种境界很高远、很神圣，似乎难以企及。可做医生久了，你会知道，这是医生的良知、职业的使命，并非高不可攀，是实在而自然的事。晚年的林大夫依旧在家里通过电话为下级大夫进行解答、做具体指导。大家都说千万要将处理结果告诉她，因为她一直在等着，如果怕打扰而不好意思回话，那她会彻夜不眠。

郎景和院士更是时常嘱咐我们，就算不能保证治好每一位病人，也要保证好好地去治每一位病人。作为医生，在任何情况下都要全身心投入病人的诊治中去，特别是给予病人无尽的照顾和关爱。其中，病人及家属的理解非常重要，包括对医学的理解、对医疗的理解、对医生的理解。理解不只意味着宽容，也意味着和医生一道战胜疾病的信念和力量。医生对病人的同情不是用眼泪，而是用心血……

郎景和院士对我们说过，"要本着对患者负责的态度""医生和病人，需要相互尊重、相互负责"。而医生对患者的责任，最重要的则是过硬的专业水平。我们需要通过不断的学习，更新自己的知识，掌握最新最前沿的资讯，提高自己的医疗水平。真心对待患者，患者会理解你；相反，业务不精，没有最好的治疗方案给病人，他们凭什么相信你？

曾经有一位六十多岁的患者，被子宫脱垂折磨了整整二十年。

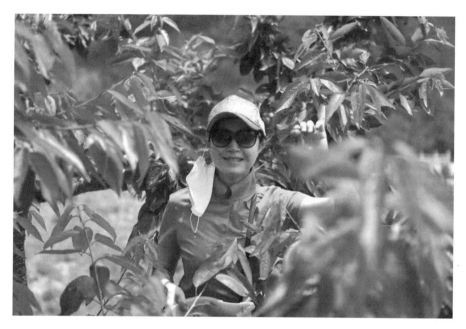

她来门诊找我时说："大夫，我把我所有积蓄都带来了，我知道有可能不够，但求您给我做手术吧，我没法这样活下去了。"这让我深感责任重大，子宫脱垂虽不像癌症一样致命，但严重影响了女性的生活质量，而重度脱垂手术所需要的植入材料多为进口套盒，价格昂贵，还不完全适用于骨盆较小的亚洲女性。随后越来越多的患者有如此需求，督促我思考和探索有否更经济有效的适合国人的手术方法。经过临床应用和解剖学研究，我自制了可重复使用的盆底韧带缝合针和自修剪网片，创立了"协和式全盆底重建手术"，并且带领我的科研团队开展了一项针对套盒和自修剪网片术后长期疗效随访的随机对照实验。在保证手术成功率的前提下，将手术费用降低至约3/4。该研究结论得到国际妇科泌尿协会前主席Peter L. Dwyer的充分肯定，推荐我在亚太区域会议做专题报告以期推广。目前该术式被全国百余家医院应用，为国家节省医疗费上亿元，让更多的病人有能力接受最适合自己的治疗。

协和是一种精神，更是一种责任。我们肩负了全国患者生命"最后一站"的重任。而患者的信任更是我们努力拼搏进取的最大的原动力。我的一位高龄患者在术前偷偷写了份"遗书"："我因心脏手术放置支架无法停用抗凝药物，手术风险较高，被很多医院拒收，希望能在协和手术，在术前病史询问时有意隐瞒了服用抗凝药物病史，这是我的个人行为，若我因此出现意外没有走下手术台，责任全在我自己，与医生无关……"手术成功后，她才躺在病床上跟我们分享这段经历。虽然我狠狠地批评了她，但我的眼睛还是湿润了，我因她的信任而感动，因她自己在那么害怕的情况下还想着保护医生而感动！这是一位多么好的病人啊，她能这样做，真的是把自己完完全全交给了我。这份信任，是我们一路披荆斩棘的动力！

一个漂亮的小姑娘术后返诊的时候跟我说："朱大夫，我今年高考志愿报了临床医学，我以后也要成为和你一样的医生……"这句话让我的心里顿生暖意，自己的辛勤努力被患者看在眼里，竟也吸引了她奔赴医学道路，这让我感到了满满的正能量！

继承和发扬"严谨、求精、勤奋、奉献"的协和精神，先学做人，后做学问，学习正确的为人、治学和做事的态度，要认真上进，对患者负责。医生是一个比较辛苦的职业，不仅责任重、风险大，而且需要终生学习不辍，真正的学无止境，技无穷涯。自古以来，没有哪位医生是为了收入而选择这个职业，这是个良心活，没有舍己为人的理想是无法坚持下去的。医学即人学，除了扎实的专业知识，作为医生的责任感也是需要我们为年轻医生做榜样的。重视医学传承，正是协和医院被医学界称为医学殿堂的原因之一。

不忘前辈的教导，为后辈做好榜样，这就是传承的力量！

作者简介

朱兰

北京协和医院妇产科主任，教授，博士生导师。

中华医学会妇产科分会候任主任委员，中国医师协会妇产科分会常委兼总干事，中国预防医学会盆底疾病防治专委会主任委员，中华医学会妇产科分会妇科盆底学组组长。

主持完成国家及部级课题多项，以通讯作者及第一作者发表SCI文章160余篇。主编及主译《女性盆底学》等多部著作。获专利12项。获2019年国家科技进步奖二等奖。

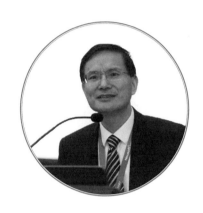

14

血流频谱跃动的温度

李建初

● 每一次竭尽全力的过程都能为患者带来希望，这希望或许是
  准确诊断为患者带去了及时的治疗，又或许是及时治疗使患
  者重拾了生活的信心。用理性去诊治疾病，用感性去温暖患
  者，这是一名超声医师的工作，也是我的毕生追求。

徜徉在灰阶与彩色多普勒世界，是超声医师的日常工作。甄别异常图像的出现，同时详细询问每位患者的病痛所在，力求从蛛丝马迹中捕捉造成病痛的"元凶"，是超声医师的使命所在。作为一名超声医师，虽然我与大多数患者的缘分不过一两次，时间或长或短，但时时记起的医患故事，也让人倍感欣慰。

彩超的魅力

30年前，北京协和医院超声科拥有了第一台彩色多普勒超声诊断仪。闪烁着斑斓色彩的血流图像和跃动频谱，对于超声医师来说具有无限魅力，我开始废寝忘食地探索血管超声的秘密。

记得有一次，一位由外院转诊而来的34岁患者小明吃力地走进诊室。他曾是一位手艺精湛的木匠，但现在的他呼吸困难，面庞黝黑而又消瘦。4年前，小明开始出现腹胀以及下肢和面部肿胀，症状呈进行性加重，后发展到无法承受木匠的劳动强度。结合心脏增大的超声心动检查结果，当地医院诊断为扩张型心肌病，但他的"右肾重度积水"的原因尚不明确，于是转至我院。

超声发现小明的右肾已经萎缩，右肾中部有一片状黑色区域。是否的确如外院诊断的那样是"重度肾积水"呢？在那个年代，彩色多普勒超声（简称彩超）的应用不够广泛也不够规范，但经过在协和几年的锤炼，我深知对于任何病变，彩超检查都必不可少，来不得半点儿疏漏。彩超检查结果远远超出我的预料——右肾巨大黑色区域内竟然充满血流信号，说明这是一片血液，而不是尿液！进一步仔细探查发现，右侧肾动脉与肾静脉居然相通了！小明腹部巨大的手术瘢痕再次引起我的注意。在我反复追问下，历经10年的慢性病程逐渐清晰——10年前，小明曾因右上腹刀刺伤，接受了肝胃修复术。我怀疑可能是外伤所致的血管性疾病，引发血流动力学改变，从而引起心脏异常。我花了两个多小时为小明检查，虽然回家时饥肠辘辘、披星戴月，但我终于给出了"获得性肾动静脉瘘导致心衰"的明确诊断，为患者抓到了疾病"真凶"，心里无比轻松和愉悦。

令人惋惜的是，由于病程拖得太长，小明的右肾几乎没有功能，他不得不接受了右肾切除手术。术后病理也证实了我的诊断。

小明的心衰症状在术后逐步缓解，他又可以继续追逐成为"鲁班"的梦想。小明非常感激，我的正确诊断让他重获新生。而我每每想起他失去的肾脏，总是深感惋惜。如果有更多的超声医师能掌握并规范运用彩超技术，不就能更早地做出正确诊断，保住他年轻的肾脏吗？这促使我决心毕生致力于在全国推广超声规范化扫查和质量控制工作，传播超声专业知识，以避免类似悲剧的发生，让希望不再迟到，让更多的患者受益。

隐藏的证据

　　一个周末的深夜，刺耳的电话铃声唤醒了沉睡中的我。朦胧中我意识到估计是一线急诊大夫的求助电话。

　　我急匆匆地赶到急诊室，看到一个小女孩儿蜷缩在诊床上，剧烈的疼痛让她不时发出微弱的呻吟声，床旁站着忧心忡忡、六神无主的父母。已为人父的我太能体会孩子生病时父母的焦急和担心。我轻轻地拍了拍孩子父亲的肩膀，轻声说"别担心"，立即换上白大衣开始会诊。

　　急诊值班的年轻医师在旁汇报病情："患者因突发的右侧腰部剧烈疼痛来就诊，有发热。"探头之下，一个增大到长近15cm的肾脏出现在屏幕上。

"你考虑什么？"我问身旁的值班医生。

"14岁女孩儿，肾脏增大，同时有疼痛和发热，会不会是肾静脉血栓？""可是，可是我没看到血栓……"年轻医生回答。

在她回答的同时，清晰显示的右肾静脉主干血液充盈得很好，没有看到血栓。真相究竟是什么呢？我们都疑惑了起来。经过半个多小时的反复探查与思考，我终于发现了隐藏的证据：右肾内小静脉血流分布不均匀，肾上部仅显示动脉血流而几乎没有回流的静脉血流；频谱多普勒显示此区域的动脉阻力明显升高。将视线集中于右肾上部，我终于发现了问题所在——右肾上部静脉属支血栓形成。

因为对这种罕见疾病的准确诊断，孩子及时行抗凝治疗，最终

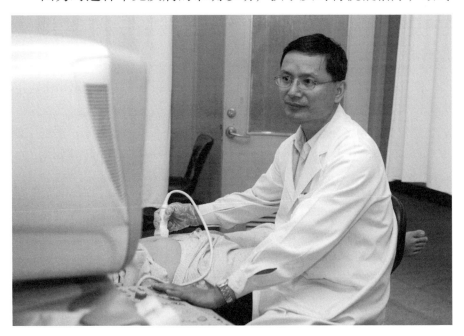

完全恢复了肾脏功能。后来孩子父亲告诉我说，我轻拍他肩膀的那一刻他就看到了希望。是的，缓解患者的痛苦，不仅是解除身体的痛苦，更包含提供精神的慰藉。简单的一句安慰、一个安抚的动作，对于身处病痛折磨的患者和家属都是特别的鼓励。他感谢我大半夜赶到，让他的女儿得到了及时的诊断和治疗，而我对这样的急会诊却早已习以为常。

假作"真"时"真"须辨

经过30余年的经验积累，我在肾血管超声检查方面有些心得。常有国内四面八方难以诊断的疑难病例转诊而来，老刘就是这样一位患者。

老刘62岁，快要抱孙子了，因为药物难以控制的高血压和双下肢水肿备受折磨。临床大夫怀疑她是肾动脉狭窄，但是既往超声检查却没有给出明确诊断，而肾功能异常让临床大夫对于直接进行CT、血管造影检查颇为犹豫。他们希望血管超声检查能提供精准的诊断信息。

在检查过程中，我发现右肾皮质较左侧稍微变薄。患者双侧肾脏结构细微的差别引起了我的警惕，仔细检查发现右肾内动脉频谱有些异样。但这些都是间接征象，诊断的直接证据仍然没有找到。

究竟是否存在肾动脉狭窄？如有，是否需要进行介入治疗？肾动脉，作为位置较深的腹膜后血管，超声检查相对困难。检查过程中，患者需要根据医生的要求很好地屏气配合。很多患者因为年纪大、心肺功能不好、紧张等各种因素难以配合，这时候就需要医生沉下心来，以足够的耐心与患者沟通，使检查顺利进行。

老刘很担心她的肾脏是不是就要失去功能。她越担心就越难以配合。我一边检查，一边跟她唠家常，让她尽量放松下来。渐渐地，老刘的呼吸变得平稳。检查发现肾动脉起始段有严重的钙化，但灰阶超声无法清晰显示管腔，此时只能通过狭窄所致增高的流速做出间接判断。

我继续跟踪追击，反复采集频谱，终于判断出右肾动脉起始段狭窄程度>80%。整个检查过程持续了40多分钟。临床中，同一疾病的超声表现不会千篇一律，必须结合每位患者的实际情况，使用最为合理的诊断指标去甄别，这也恰恰是医学的魅力所在。基于这个明确诊断，老刘很快被收入院行血管造影检查，提示右肾动脉起始段90%狭窄，同时行支架置入术。

术后老刘血压恢复正常，下肢水肿的症状也消失了，肾脏当然也保住了。我想她终于不用再忧心忡忡，可以愉快地带孙子了！回顾这个病例时我发现，肾动脉彩超检查的诸多难点在老刘身上均有体现，但发现了问题就绝不能得过且过，必须抽丝剥茧，去伪存真。超声检查操作者依赖性很强，短短的检查时间背后蕴含着复杂的思维过程，扫查、分析、推断，环环相扣。超声医师唯有怀揣医者仁心，不断丰富自己的理论知识和操作技巧，不急躁、不气馁，多想想、多问问病史，多关注细节也许就多了一丝诊断的可能。我本人的点滴成长也都来源于患者的理解和馈赠。

每一次竭尽全力的过程都能为患者带来希望，这希望或许是准确诊断为患者带去了及时的治疗，又或许是及时治疗使患者重拾了生活的信心。用理性去诊治疾病，用感性去温暖患者，这是一名超声医师的工作，也是我的毕生追求。

作者简介

李建初

北京协和医院超声医学科主任，教授，博士生导师。

中华医学会超声医学分会候任主任委员，中国医师协会超声医师分会委员，北京医学会超声医学分会候任主任委员，北京医师协会超声专科医师分会会长，北京市超声医学质控中心主任等。

主持国家级和北京市基金课题7项，获省部级科学技术进步奖5项。

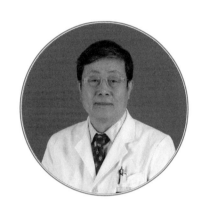

15

谢谢你，我曾经救治的人

张奉春

● 我从医已近40年，接诊治疗的病人千千万万，得到过很多
病人的感谢，也常常被他们感动。我从他们身上学会了相
互尊重，也感受到帮助别人摆脱病痛的快乐。我越来越觉
得，临床医学平凡而伟大。

在一个普通的门诊日，最后一个挂号的患者走进了诊室坐在我的面前。我习惯地问道："有什么不舒服吗？"但是等了片刻她并没有回答。我抬起头，有些诧异地看着眼前的患者，她正用着一双大大的眼睛紧紧地盯着我。

　　这是一个年轻的女性，充满朝气，看不出有任何的病痛，我很奇怪，刚要开口询问，她抢先开口："张医生，您还认识我吗？"

　　说心里话，看过的患者太多，真是一点儿印象都没有了，我只好说："你的样子我依稀有些印象。"她说："我是您12年前看过的一个病人。我很想感谢您，花了很多时间，终于如愿挂上了您四月份的一个号。特意等到最后就诊，就是想能和您多说几句话。"

　　我非常感动。"你大可不必等那么久，只是为向我道声谢谢呀？直接进来就可以了嘛！""不行，我知道您有多忙，有多少患者等着救治，所以我不能随便占用您的时间。"

她没等我再说话，就迫不及待地向我表达："12年前，就是2009年4月份，当时16岁的我出现不明原因的高烧，数月不退，我的身体十分虚弱，总是感到疼痛。几经辗转，我的家人带我见到了您。我记得，您仔细问了我的病史，给我查体，还看了以往的就诊资料，当时确诊为成人斯蒂尔疾病，并确定了治疗方案。在那之后，我的体温很快就正常了，全身疼痛也消失了。"

患者的话勾起了我的回忆。她继续说道："但是，这个病的治疗是一个漫长的过程，我内心十分惧怕，是您耐心的讲解和开导，让我树立了战胜疾病的信心。为了让我得到系统治疗，您每次都给我下一次的预约号。对该用哪些药、该用多少药，您也是想了又想，最终使我安全地减停了所有的药物。我印象很深的是，当我把所有药物减停后，您说：'你以后不用再服药了。'您还开玩笑说：'希望我们以后不用再见了。'这一不再见，就是12年……"

我真的被感动了，我只尽了一个医生应尽的责任，去给一个病人看病，哪用这样被牢牢地印在病人心里啊！

可她不这样认为。"在这12年的时间里，我身上发生了很多事。如果没有您，我可能没有机会，也没有一个足够健康的身体去支撑我走过这些路程。12年前我是先休学，再降级复学。可能是生病过程让我学会如何把痛苦和磨难转化为动力吧，高中三年我专注于学业，高考考上了我最向往的学校——北京大学。这个成绩不仅是

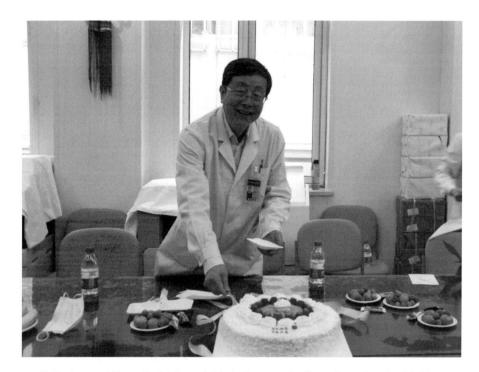

一种肯定，更是一种确认，确认疾病已经离我远去。我可以做得和正常人一样好，甚至是做到很多人做不到的事情，我是正常人。"

我说："北大清华是学子们都努力追求的目标，你能考上北大，说明你才智过人，也说明你身体完全正常，可以从事高负荷的学习及工作，患病后能取得这样的成绩真令人敬佩！"

她接着告诉我："因为我的记忆里一直有在无助绝望中被专业人士拯救和依托他们的感觉，所以我也想去做同样的事情。于是大学专业我坚定地选择了心理学，本科毕业后又去英国读了研究生，随后在伦敦精神分析中心完成了培训，回国后成为一名心理咨询师。还记得去年跨年夜，我做了一次危机干预，成功帮助一位青少年放弃自杀，挽救了一条生命。从被帮助被拯救，到帮助和拯救他人，我实现了一个跨越。和您说了那么多，希望您能为自己的这份成果感到开心，也希望您能看到您其实对我有着持续这么多年的深远影响。有时人和人的关系就是这样，虽然表面上这12年什么都没有发生，但有些东西是静水流深的。我很清晰地记得在英国读研时看到您在网络上讲干燥综合征的公开课，后来还看到您在红斑狼疮治疗用药上取得突破的新闻，我都觉得我在被您鼓舞着。"

我真为她高兴，不仅仅是身体保持着健康，更重要的是她已经完全成长为一个优秀的社会工作者，用自己的力量在工作，在为社会贡献力量。

她最后说："很难用语言表达我对您的感激之情，但我相信您一定会懂得。您很厉害，我会努力工作，也许有一天我会像您一样。"

一番谈话，让我的心久久不能平静，我只是做了分内的事情，却会让一个人用自己的一生去感谢。

我从医已近40年，接诊治疗的病人千千万万，得到过很多病人的感谢，也常常被他们感动。我从他们身上学会了相互尊重，也感受到帮助别人摆脱病痛的快乐。我越来越觉得，临床医学平凡而伟大。这样平凡的工作会使多少人、多少家庭得以重生，获得人生的幸福。随着从医时间的推移，我也越来越理解做一个平凡医生的意

义。退去浮华，不再单纯追求表面的光环和名誉，通过自己使更多
人重获新生，是我最大的满足和快乐。

作者简介

张奉春

北京协和医院风湿免疫科主任医师，教授，博士生/博士后导师。

现任北京协和医学院内科学系主任、风湿免疫病学教育部重点实验室主任，曾任北京协和医院风湿免疫科主任、内科学系主任。

现任全国内科住院医师规培委员会主任委员、中国医师协会内科医师分会常务副会长，曾任中华医学会风湿病学分会主任委员、中国医师协会风湿免疫专科分会会长。

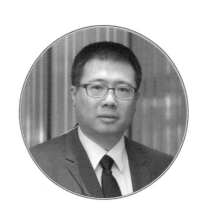

16

信任

易杰

● 我们常说，健康所系，性命相托。诚然，无论是成功后的
经验，还是失败后的教训，医生这个职业都离不开与风险
相伴。但在患者的信任下，在医患双方的共同努力下，我
们将会共渡难关，最终战胜一个又一个困难。

信任，作为人类关系学中的一个名词，体现的是相信而敢于托付。但在当前的医患关系中，信任，似乎有些难能可贵。也难怪，当处于病痛之中的患者把一切寄希望于医生，超越寄希望于医学，的确会埋下失望的种子；同样，在某些喧嚣把医治过程说成履行合同关系的氛围下，又怎么能让医生冒着风险而全力以赴？

长此以往，信任自然就显得难能可贵了。

五一小长假过后，门诊患者愈发多了起来。就诊大厅和通往各层的扶梯上都拥满了人。我早早来到诊室，见到门口等待的患者和家属，料想下午的任务并不轻松。

一个接着一个叫号，问诊、写病历、开药。看诊时一坐下，就很少再起身，只能把站起来给患者查体当成变换体位的机会了。疼痛诊疗和麻醉评估会让大脑一直在不停地转，几乎都来不及抬头看一眼患者。

"易大夫，我叫小华，是特意来找您的！"

"怎么了，您哪儿不舒服？"我没来得及抬头，专注地盯着电脑，将这个患者的信息录进系统。

"我要做手术，但在别的医院看了，麻醉科都不敢给麻！"

听到这里，我下意识地抬头一看，面前这名中年女性的确具有一种特殊"面相"，让我一下子就知道了她所面临的是麻醉杀手——困难插管。后缩的下颌骨让并不肥胖的她同时伴有呼吸睡眠暂停。

呼吸睡眠暂停又叫阻塞性呼吸睡眠暂停综合征（简称OSAS），是一种由多种原因导致睡眠状态下反复出现呼吸暂停和（或）低通气、高碳酸血症、睡眠中断，从而使机体发生一系列病理生理改变的临床综合征。小华的口咽腔很小，缩短的下颌骨看上去没有了正常人的下颏，也就是我们所说的"小下颌"。这是临床上较为常见的困难插管的一种。要是在十年前碰到这样的病人，麻醉医生在插管时就要折腾好一阵子。不过，现在随着可视喉镜（一种带有视频功能的插管喉镜）的诞生，插管困难的程度缓解了很多。

我继续问道："在别的医院怎么会不敢给麻醉呢？为什么呀？"

"我得过过敏性哮喘，现在好像还有麻醉药过敏，"说完，小华又补充道，"我还有抑郁症！"

听到这里，我感到面前这个患者的病情没那么简单。

原来，小华自小就因为过敏性哮喘经常住院治疗，症状严重时多次送到急诊抢救。2014年的某一天，小华和几个朋友一起吃比萨，吃着吃着就感到咽喉痒痒的，逐渐喘不过气来，这种窒息的表现把朋友们吓坏了，赶紧叫了120急救车把她送到医院抢救。所以，平时小华都特别小心，一直怀揣着急救用的万托林（一种扩张支气管的急救吸入剂），也规律地服用孟鲁司特纳和舒利迭等药物控制着过敏性哮喘的发作。她去查过一些过敏原，比如尘螨、猫毛等，但未知过敏原依然严重威胁着这个仅有三十多岁的人。长期的病痛反复折磨着小华，让她一直睡眠不好，情绪低落，整日的无精打采让她失去了该有的阳光，多了些阴暗。早些年被诊断为抑郁症之后，也一直服用思诺思和氮磺必利等药。

"您精神不好、睡眠不好和您患有呼吸睡眠暂停也有一定的关系。"我向患者解释道。

"可不是，前两年我被诊断出这个呼吸睡眠暂停，医生告诉我需要做咽成形手术，但我跑了好几家大医院，都说我的麻醉风险特别高，所以推荐我来协和找您！"

"我可不是万能的，但我们会尽力的！"我笑着说。

"我知道，我信任协和的大夫！所以求你们别再把我往别的地方推了，您这儿就是我最后一站！"小华说着，眼圈也红了起来。

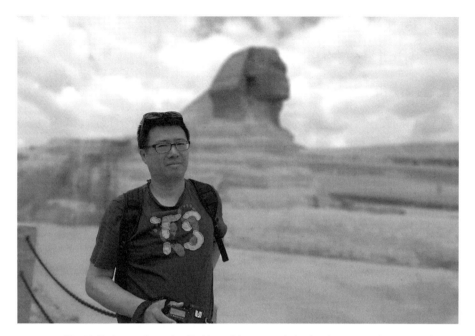

"你别着急，我理解你的心情，"我赶紧安慰她说，"我们一起想办法！"

"易大夫，我就是听说您是气道方面的专家，所以来找您，我知道我麻醉有风险，但我信任您，就找您了！"小华的话似乎已经让我没有选择了，但职业的素养让我必须把最坏的情况向小华说明。

医治患者，与病魔作斗争，真的像打仗一样，不仅需要排兵布阵，而且需要通盘考虑。小华的情况虽然有有利的一面，比如年轻，心脏没有疾病，即使有哮喘但肺功能基本没有大碍。最关乎麻醉的两大系统基本安全。但主要的问题一是潜在的困难插管，合并OSAS会让麻醉后通气给氧更加困难，一旦插不上管不能快速建立气道，患者就会迅速缺氧造成脑死亡；二是潜在的过敏反应。为了这个，小华已经在中日友好医院进行了麻醉药过敏试验，果然发现有两种常用的麻醉药物（顺式阿曲库铵和咪达唑仑）试验阳性。该医院明确提出禁止使用这两种药物，同时指出目前的过敏试验还处在研究阶段，即使麻醉药物过敏试验结果为阴性，仍不排除可能发生的过敏反应。也就是说，小华有可能在使用麻醉药后出现过敏反应，造成上呼吸道水肿，而恰巧又赶上小华插管困难，所以短时间插不上管必然导致呼吸循环的衰竭而死亡。为了救命，就必须马上进行气管切开，这样给小华带来的痛苦就会雪上加霜。

那么，这个死结就没法解了吗？当然不是。如果不麻醉，让小华保持清醒状态，给咽喉部实施表面麻醉，然后再用纤维支气管镜辅助进行气管插管是个安全可行的办法。但这会让患者非常痛苦，支气管镜通过声门时会引起人体强烈的生理性呛咳反射，然后将气管导管沿支气管镜置入气管内也经常会造成咽喉部的损伤。可相比之下，这是一种比较安全的做法，既避免了麻醉药可能诱发的过敏风险，又可以降低困难插管的难度。

当我把可能的情况仔细交代给小华，并分析了每个措施的利弊与可能的风险之后，她很坚决地说："易大夫，我相信您的选择，不管最后的结果怎样我都要试一下，哪怕最后气管被切开了，我也认了！"

"好吧，那你等通知住院吧。"我最后交代了些术前注意事项和检查，就让小华离开了诊室。

那几天，我心里一直在琢磨，医生这个职业可能天生就和风险绑在一起。要想让患者有最大的获益，有时的确需要医生冒着很大的风险，可一旦出了风险，就会影响到自己的声誉甚至职业生涯。可以躲避风险，但会让病人承受巨大的痛苦。To Cure Sometimes, To Relieve Often, To Comfort Always. 这是我们常说的！让病人免遭痛苦就是一种责任！

每天在去访视病人的路上都能看到医院电梯旁多媒体电视里播放的"三位大医生"。讲述的是张孝骞、曾宪九和林巧稚三位协和大医的故事。里面也曾讲述林巧稚大夫为了拯救新生儿溶血症的患儿大胆采用了全身换血。是啊，是患者的信任，是医生的职责和担当让林大夫冒险前行！我们是不是应该对得起患者的信任，对得起自己的初心呢？

几周以后，小华的手术安排好了。在早上的特殊病人交班时，我把我的想法在全科做了汇报。我心里虽然有些顾虑，但根据多年的经验还是有些把握的，各种准备一定要充分，各种预案也要备足。剩下的似乎就看上天的安排了。

"易大夫，见到您真高兴，我信任您，把一切都交给您了，您放心吧！"再次见到躺在手术床上的小华，她反而安慰起我来。

"我放心，你看，我们早上讨论了你的病例，也拿出了最佳方案，派出了最佳团队，所以你应该放心，感谢你对我们，对协和的信任！"这时的我反而感到踏实了。

"好了，核对病人信息……准备给药，小华，现在做深呼吸，马上就睡觉了，醒来就做完了，别紧张，来，深呼吸……"

气氛似乎有些凝重。随着监护仪传来规律的心率声和氧饱和度高亢的滴滴声，小华很快进入了麻醉状态。"注意心率变化，注意气道压，把肾上腺素放在我旁边准备好……"

"血压正常，心率稍快，其他一切正常，"旁边的一线盯着监护仪说，"还行，好像过敏没有发生。"这时候，大家总算有些放松。

几次顺利的手动通气之后，我也感到一丝放松，"通气好，现在可以插管了，给我可视喉镜。"判断所有麻醉药都达到最佳起效时间后，我拿起了喉镜慢慢地放进了小华的口腔里。

"这里的空间的确够小的。"大家都可以从可视喉镜的屏幕里看到小华的口腔结构，正如术前的判断，严重的咽喉部畸形是造成患者呼吸睡眠暂停的罪魁祸首。

"看来，这个患者就是得手术！"在旁边的耳鼻喉科李教授说，"所以她来找你们就对了，别人还真不敢做。"

已经是成年人的小华，却长了婴儿般的会厌，呈Ω型，这也是典型的插管困难。但这时对我就已经不是难事了。万幸，困难插管没有和麻醉过敏叠加在一起，总算给小华留了条生路。

插管是顺利的，后面的手术也是顺利的。相信小华后面的人生也是顺利的！

我们常说，健康所系，性命相托。诚然，无论是成功后的经验，还是失败后的教训，医生这个职业都离不开与风险相伴。但在患者的信任下，在医患双方的共同努力下，我们将会共渡难关，最终战胜一个又一个困难。

作者简介

易杰

北京协和医院外科学系副主任，麻醉科主任医师，教授。

中国医师协会麻醉学医师分会委员，中国心胸血管麻醉学会胸科分会常委，中华医学会麻醉学气道学组副组长，中国药理学会麻醉药理学专业委员会委员，白求恩基金会麻醉与镇痛专委会副主任委员，北京医师协会麻醉医师专科协会副会长，中国医师协会毕业后医学教育委员会麻醉专委会委员兼总干事。北京市麻醉专科住培考核专家。美国气道管理协会（SAM）成员，国际麻醉药理研究会（IARS）终身成员，中华麻醉学会国际讲师团成员。《中华麻醉学杂志》和《临床麻醉学杂志》通讯编委，全国气道培训高级教师。

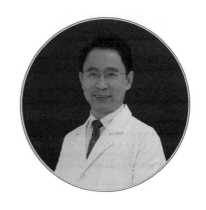

17

一台手术背后的故事

谭先杰

● 我不是一个优秀的医生，因为，我不够单纯，想得太多！
但我也是一名合格医生，因为，我敬畏生命，尽心尽力！

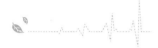

一

小昭很年轻，娃娃脸，笑眯眯地和妈妈一起进入诊室。

刚进诊室，我的助手就说："这儿不是产科，您是不是走错啦？"

"没错！"小昭妈妈很干脆地说。

等小昭把衣服撩起来，连我都惊呆了——腹部膨隆，像一个即将分娩的孕妇，而且是双胎孕妇！

更让人崩溃的是，检查起来肿物周围一点儿缝隙都没有，丝毫推不动。小昭说她29岁，两年来一直在减肥，但效果不好，最近一个月，走路越来越沉重，晚上不能平躺，连呼吸都困难。

小昭先看的外科，但CT报告说这个肿瘤直径有30厘米，可能得看妇科，于是她从网上抢到我的号。

凭直觉，我认为应该是良性的。但无论什么性质，手术风险都不会小——突然从腹腔中搬出这么大个东西，血压会维持不住，搞不好呼吸心跳停止！

果然，小昭说她去过好几家医院，都建议她到协和看看。

我告诉小昭，我们病房床位紧张，不能很快安排手术，建议她去找其他医生看看，可能会快一些。

这个时候，小昭妈妈才说她和我中学同学的妈妈是亲戚，还说同学曾经给我发过微信。

我翻看微信，发现旅居美国的同学前段时间的确给我发过微信，只是我默认已经回复了。

我有些内疚，但隐隐有些犹豫。行医这行当，似乎有一个攻不破的魔咒：越是熟人，越容易出问题，而且还多半是大问题！

虽然如此，我还是很难让小昭去看其他大夫了，我无法拒绝小昭妈妈那信任的眼神。

二

我给小昭开了术前检查，还让她到麻醉科会诊，做术前评估。

按惯例，我将小昭的病情提交妇科肿瘤专业组讨论，请老教授和同事们共同拿主意。

　　我例外地让小昭来到讨论现场。通常而言，内科大查房会让病人来到讨论现场，让教授们逐一查体，但妇产科检查部位特殊，一般不要求病人到讨论现场。

　　之所以让小昭到现场，是因为我有一个小小的心思：担心如果不让小昭到现场，只根据影像学片子判断，讨论结果有可能是不做手术。如果大家看到一个活生生的人，还是年轻人，就可能改变主意。

　　事实证明我多虑了！

　　小昭进来之前，讨论就达成了共识：手术一定要做，否则病人没有活路！

三

　　我告诉小昭需要等待很长一段时间才能排上手术，如果情况加重，就去急诊。小昭丈夫说家里经济条件还可以，希望能在国际医疗部治疗。

　　这倒是解了我的围，但其实我不太希望她住国际医疗部。一是肿物的良恶性都不清，如果是恶性，在国际医疗部花费很大；二是手术难度可能很大，一旦发生意外，花费更难以估算；另外，一旦结果不好，或者医疗过程有瑕疵，追究起来，后果更严重——诉求通常是和付出成正比的。

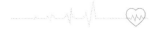

然而，小昭丈夫执意要住国际医疗部。

两天后，麻醉科主任黄宇光教授在走廊遇到我，说："小昭的麻醉风险非常高，但不做手术太可惜，到时候麻醉科会全力配合！"

这让我吃了一颗定心丸。

四

3月29日，清明小长假前的周三，小昭住进了医院。

由于CT报告肿瘤压迫输尿管，所以计划30号上午放置输尿管支架管，防止术中损伤。然后再进行血管造影，阻断肿瘤的供血动脉，减少术中大出血的危险，周五手术。

然而，周五的手术已经排了不少，小昭的手术可能要在下午晚些时候才能开台。一旦前面的手术不顺，小昭的手术就有被取消的可能。

正在四处协调的时候，黄宇光教授打来电话，说小长假前做这样大的手术很危险，如果出现意外，搬救兵都困难，建议假期后再做。他还说，如果需要，他亲自保障。

我感动得差点儿落泪，为我自己，也为病人。

于是，小昭暂时先出院。

五

4月4日，清明小长假的最后一天，小昭再次住进了医院，放置了输尿管支架管，等待手术。

按理说我的心可以放下了，但事情出现了变化。

前来会诊的外科医生警告我，肿瘤已经把下腔静脉完全压瘪，这种对静脉的长期压迫和对肠管的长期压迫，可能导致粘连和异生血管，搬动肿瘤过程中可能撕破大静脉，导致难以控制的致命性出血！

我当然害怕这种情况。病人死于台上，无论如何难以交代。

我的压力陡然增加。

不仅如此，医务处接到病情汇报后，要求我们进行术前谈话公证，让家属知道病情的严重性和我们的严肃性。

程序是必须的，但时间来不及了。律师说要第二天11点半才能来医院，而小昭的手术10点左右就会开始。前一天输尿管支架管放置之后，小昭出现了血尿，而且很痛。下午小昭还要去做创伤更大的血管造影和栓塞，之后可能会发烧，所以手术不能后延！

于是我在出门诊的过程中，自己和律师沟通，公事私办，恳求他们第二天8点半派人来做术前谈话公证。

六

4月5日下午，血管造影如期进行，我同时得到了一个好消息和一个坏消息。

好消息是肿瘤血供来源于髂内动脉，这基本肯定了初步判断——巨大子宫肌瘤；坏消息是从造影中无法判断肿瘤与下腔静脉和肠系膜血管有无交通，而且肿瘤和周围器官似乎有粘连。

我再次和小昭的丈夫和妈妈谈话。小昭妈妈对病情的严重性很理解，焦急不安。小昭丈夫却出奇地淡定，不停地安慰岳母，说医生总会有办法的。

这让我有些不安。我给美国同学发微信询问这家人对手术的期望，更直接地说，一旦手术失败甚至病人死于台上，他们能否真的接受。

同学回复说小昭丈夫人很好，之所以"淡定"，是不想让一家人都陷入混乱状态。

七

一切忙完后回到家，已经晚上7点多，敲门无人应答。饭桌的闹钟上别了一张小纸条，上面写着："饭在锅里，菜在微波炉里，自己热一下吃。烤箱里有一只虾，别忘吃！我和儿子出去遛弯儿了，一会儿回。"

我突然心一酸！是啊，我不是扁鹊华佗，只是一个普通医生而已。

但是现在，医生几乎是一个完全不允许失手的职业，我如此冒险，值得吗？

病人输不起，我同样输不起！

于是，我在朋友圈发了一张图，并配了一段话："1. 家人：这也是家常便饭！2. 病人：开弓没有回头箭！您信任我，我便全力以赴。天佑病人，天佑我！共同搏一把！"

理解的朋友很多，有安慰，有理解，有鼓励。

一位知名电视栏目的编导再三希望录制手术过程，被我婉言谢绝。

我需要心无旁骛！

八

其实，我更需要的是有人帮我分担压力，或者更确切地说，是分担责任！

太太不是医生，不懂我们这行的难言之隐！这个时候，我想起了老师——郎景和院士。

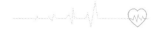

　　我给郎大夫打电话，不通。前几天他去了英国，也许没回来。我只好试着给他发短信，问周四上午他是否在医院，有事求助。他回复："好的，上午在呀。"

　　随后我给他发了一条比较长的信息，简单叙述了病情和我的担心。郎大夫很快回复："到时候叫我。"

九

　　我对正在收拾书包的小同学说："爸爸明天有一台很困难的手术，咱们明天早上可不可以麻利些，这样爸爸送你到学校后，就能到医院好好儿吃顿早餐！"

　　小同学爽快地答应了。

　　我一直认为自己心理素质不错，尽管考试前会紧张，但一上考场打开试卷就没事了。我很长一段时间都是一上床就睡着，但那天晚上我脑海中却一遍遍预演手术，想象可能发生的危险和对策，前半夜居然睡不着了。

　　我起来从冰箱里拿了一听啤酒，喝完后很快睡着。睡眠时间不算长，但质量颇高，起床后神清气爽。

　　小同学没有忘记前一天晚上的承诺，穿衣刷牙洗脸一气呵成，我们提前到了学校。在校门口，小同学歪着头对我说："爸爸，你好好儿手术吧！今天我很乖，对吧？"

我轻轻摸了摸他的头，骑着前一天刚买的电动自行车，前往医院。

不到两年，我丢了两辆电动自行车。心疼之余，我安慰自己：破财免灾！

是啊，对于外科医生，手术意外就是灾难。果真如此，自行车丢得也值啊！

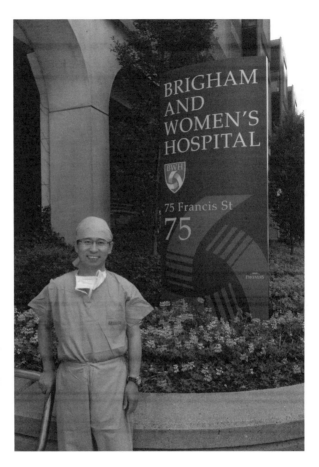

十

4月6日，听起来很吉利的日子。连续雾霾几天的北京，清朗了不少。

7点半，我到郎大夫办公室，向他详细汇报了病情，郎大夫让我手术开始后通知他。他说上午有讲演，但可以随时通电话，手术优先！

临走郎大夫告诫："第一，（皮肤）切口不要贪小，否则一旦（腹腔内）出血，止血很困难；第二，如果能把瘤子完整分离出来，就基本成功了；第三，任何情况下，都不要慌乱，有我在呢！"

从郎大夫办公室出来，我走路都轻快了很多。

8点整，查房。我问病人睡得如何，她说后半夜睡不着，还问我是不是也没有睡好。

我肯定地回答说我睡得很好！我要让她相信，我是精神百倍地给她手术。

精神百倍一点儿不假，一种称为儿茶酚胺的物质已经进入血液，它让人投入战斗！

十一

8点半，律师到达病房。小昭妈妈对公证的烦琐程序有些不高兴，认为这些程序"污辱"了她对我们的绝对信任。

万事俱备，只等开台！

十二

9点半，第一台手术结束。患者是一名4个月大的女婴，生殖道恶性肿瘤。这就是医生眼中的"人生"：有不幸的，还有更不幸的！

10点整，小昭被接进手术室，黄宇光主任和病人打了招呼后，重重地拍了拍我的肩。

他亲自给小昭输液，开局很顺利。

然而小昭很快说头晕，她问是不是低血糖。其实，应该是仰卧位低血压综合征。病人的腹部像小山一样隆起，比足月妊娠更壮观。这样大的包块压迫到下腔静脉，血液不能回流，血压自然就低了。

所幸小昭很快被成功麻醉。

由于担心手术中大出血危及生命，麻醉后需要进行深静脉穿刺，以便于快速补液，还要进行动脉穿刺监测动脉压力。

静脉穿刺比较顺利，但动脉穿刺遇到了困难。小昭的血管都瘪了，黄主任亲自上手，也遭遇到了麻烦。

"不要再等，消毒开台！"黄主任手一挥。

十三

10点35分，三方核对病人和病情之后，手术开始，台下巡回护

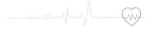

士通知了郎大夫。

　　一刀下去之后，我此前所有的紧张和不安都消失了！那些关于医疗纠纷的担心，也不知道去了哪儿。我的全部精神，刹那间，集中了！

　　瘤子的确是太大了，血管非常丰富，和周围真有粘连！我们细心地一处处将粘连分解后，瘤子被完整地从腹腔中搬了出来！

　　我让台下的巡回护士将情况简要汇报给郎大夫，告诉他可以继续讲演了。

　　我和助手一层层剥离瘤子表面的包膜，一根根结扎血管，居然一滴血都没有出，瘤子被完整剥了下来，子宫留下了。

　　黄主任和我一起用车推着这个比两个足球还大的瘤子到家属等候区，小昭妈妈双手合十，当场就哭了……

十四

　　病人被推出手术室后，我和主管大夫抱着瘤子拍了一张"庆功照"，笑容灿烂，皱纹都出来了。

　　然而，进入医生休息室，我一下子瘫坐在沙发上。

　　是啊，我不是一个优秀的医生，因为，我不够单纯，想得太多！

但我也是一名合格医生，因为，我敬畏生命，尽心尽力！

既然答应给小昭手术，只能想办法，创条件，精心准备，寻求帮助……就像一支已经满弓的箭！

我拿起一张废弃的麻醉记录单，写下了这样几句话，作为对这段协和医事的记忆：开弓没有回头箭，千方百计总向前。幸有良师左右扶，一箭中的终延年！

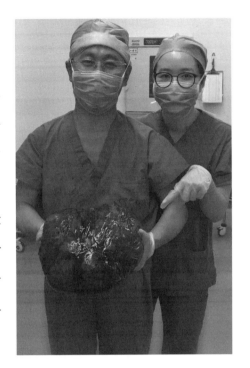

补记

我将文章的初稿打印出来，呈给导师郎景和院士指正。郎大夫在南下长沙讲课的飞机上，写下了如下点评，让我感动不已：

谭先杰大夫为我们细腻地描述了一个有惊无险的病例，如同一幅朴素的工笔画，几个人物，栩栩如生，跃然纸上。

有情理、有磁力；有情景、有思想。

这也是爱的图解，对病人，对职业；医患间，同事间。

就从医而论，也体现了"不打无把握之仗""有备无患"的基本原则和策略——最后的具体手术，似乎并不那么复杂惊险了，这正是之前充分准备的结果，否则一定会荆棘丛生，危机四伏！

这里，也还印证了我常说的另外一句话：外科手术，决策占75%，技巧占25%。

决策、设计、计划是决胜的关键。

作者简介

谭先杰

北京协和医院妇产科主任医师，资深妇科肿瘤专家，教授，博士生导师。

国家级健康科普专家，第三届"国家名医"和首届"人民好医生"，2016年全国优秀科普作品《子宫情事》和2019年全国优秀科普作品及中国科普作家协会优秀科普金奖作品《10天，让你避开宫颈癌》作者。

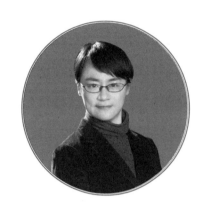

18

定位所系，精诚受托

薛华丹

- 定位所系，不仅是好医生在临床工作中的锲而不舍、一丝不苟和对生命的敬畏，更是患者的健康和幸福。

- 大医精诚，不仅要求医生有精湛的医术，更要求医生怀着"见彼苦恼，若己有之"的同理心与人文关怀来对待患者。

"我和我的家人一直记得您，您是一位很好的医生。"十二年后的今天，小群依然和我保持着联系。

十二年前，她来医院看病时，却是面色苍白、精神恍惚、反应迟钝、大腹便便。很难想象，这样的词语会用来形容一个23岁的年轻女孩儿。

那是小群大学毕业的第一年。还没来得及张开翅膀翱翔，追逐理想，小群就因为反复发作的意识丧失一次次倒在工作岗位上。为了抵抗不明原因的低血糖，小群不得不依赖甜食，身材也日益肥胖。病痛的折磨让她憔悴不堪。像常人一样工作生活已经是奢求，更不要提遇见爱情。

来到协和医院之前，小群和家人已辗转多家医院，仍得不到有效治疗。他们将最后的一丝希望寄托在北京协和医院大夫的医术上。

小群频频出现的发作性低血糖症状引起了我的注意。经查血发现，她发病时血糖低于2.8mmol/L，口服葡萄糖后症状立即得到缓解，我立刻想到了临床上最常见的功能性胰腺神经内分泌肿瘤——胰岛素瘤。经过查血及相应激素检查后，医生做出了胰岛素瘤的定性诊断。胰岛素瘤的恶性程度普遍较低，但肿瘤会源源不断地分泌胰岛素，进而导致顽固性低血糖。患者通常表现出心悸、多汗、饥饿、焦虑的症状，严重的还可能出现癫痫发作、意识丧失甚至低血糖昏迷。这些症状常常在补糖后消失，所以大多数患者会对含糖量高的食物产生依赖。尽管高糖食物可以暂时缓解症状，但同时也导致患者身材肥胖，患高血压及心脏病的风险增加。手术是目前治疗胰岛素瘤唯一有效的途径，而影像学检查是肿瘤诊断、定性、定位、评估分期及保证疗效的重要方法，为手术方案的制定及手术路径选择提供指导。

小群的症状很典型，但在肿瘤的定位过程中，却遇到了麻烦。多期增强CT是大多数胰腺神经内分泌肿瘤患者首选的影像学检查方法，但由于胰岛素瘤通常体积较小，而且密度与正常胰腺相似，在增强模式下强化方式多样，部分肿瘤在常规增强CT上表现为等增强。因此，无论是常规CT检查还是增强CT检查，都可能难以分辨肿瘤组织与正常胰腺组织。同时，小群的外院检查资料显示，她已经接受了增强CT等多种检查方法，都无法确定肿瘤的位置。考虑到这一点，而且造影剂及CT辐射都有一定的副作用，我决定不再尝试增强CT的检查方法。

　　胰腺CT灌注成像，能够在良好地显示解剖细节的同时测定多种灌注相关参数，以量化的方式反映肿瘤及胰腺正常组织的血流灌注情况，间接地显示病变。这种检查方法，主要用于胰腺癌及胰腺炎的诊断，对于胰岛素瘤的诊断用得相对较少，且胰腺CT灌注成像会增加患者辐射剂量、对比剂用量及检查时间。那么，是否要选择这种检查方案？

　　"医生，我已经到过好多家医院，做了好多检查，都没有查出瘤子在哪里。我坐了好几天火车来这里，这个病让我没有办法上班，家里的钱也不多了，我好累……"当我思考时，小群不断低声诉说着患病的艰难与求医路上的艰辛。几经权衡、分析，我告诉她：

　　"或许可以采用CT灌注进行肿瘤定位。"

　　小群眼前一亮，因奔劳而疲惫的面庞爬上了欣喜与希望，"太好啦！协和医院是全国最好的医院了，我全部的希望都寄托在您身上啦！"

　　在她期盼的目光中，我忽然感受到了一种沉重的责任感与使命感。健康所系，性命相托，患者将最宝贵的健康托付在医生的手上，我们更应该竭尽全力救治。尽管我只是辅助科室的医生，并不似外科医生那样握着生死攸关的手术刀，但是我做出的决定小则影响患者检查的烦冗或快捷，大则关系患者治疗的失败或成功。

小群欣喜的话语，让我忽然有一种强烈的紧张感。万一CT灌注还是不能检查出来肿瘤的确切位置，万一她再一次失望，我该如何调整扫描参数，该推荐她做何种检查，该如何安抚她，该如何面对她的信任……不敢多想，也没时间多想。

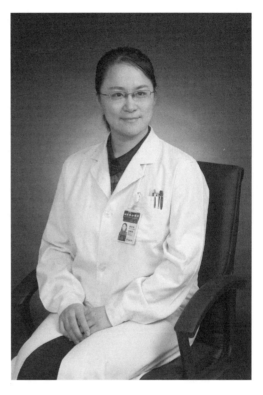

幸运的是，经过图像重建及后处理，在血流量参数的伪彩影像上清晰地显示出高强化的肿瘤，我悬着的心终于放下。后来，外科医生按照我给出的定位对病灶进行了准确切除，术后患者恢复良好。

难忘的经历，让我更深刻体会到何为医者的职责，何为患者的希望。患者对医生的信任与依赖，带给医者的是所要担负起的责任。古代名医张仲景说过："进则救世，退则救民；不能为良相，亦当为良医。"这是对医者使命和责任的定位。而医者使命和责任的定位，是通过一次次尽量精确的病症定位实现的。

定位所系，不仅是好医生在临床工作中的锲而不舍、一丝不苟和对生命的敬畏，更是患者的健康和幸福。大医精诚，不仅要求医生有精湛的医术，更要求医生怀着"见彼苦恼，若己有之"的同理心与人文关怀来对待患者。这件事之后，我更加深入探究了胰腺疾病放射学，期望寻找到疾病检出效率更高，对患者副作用更小的检查方法。与此同时，我也更加关注对患者的人文关怀。

后来遇见前来复查的小群，我也尽我所能为她排忧解难。经过治疗，小群的症状完全消失，生活也渐渐步入正轨，事业与爱情都有收获，一家人在上海谱写着人生新的篇章。

作者简介

薛华丹

北京协和医院放射科副主任兼西院放射科主任，消化系统及女性生殖系统影像诊断专家，主任医师，教授，博士生导师。

北美放射学会教育展板委员会委员，中华医学会中华放射学分会第十四届、第十五届青年委员会常务副主任委员，中国医师协会放射学分会泌尿生殖学组副组长。

Radiology, European Radiology, Academic Radiology 等SCI杂志审稿专家，《中华放射学杂志》《中国医学影像学杂志》等多本国内专业杂志编委/审稿专家，国家自然科学基金及北京自然科学基金评审专家。

获国家科技进步奖二等奖、中华医学奖一等奖、华夏科技进步奖二等奖及多项院校级医疗、科技成果奖等奖项。

在胰腺疾病的影像诊断方面，有着丰富的临床经验和深入且广泛的研究，十余年来开发多项先进的影像学技术，带头开展极有意义的临床科研工作。

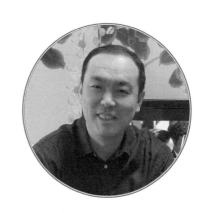

19

当医生成为战士

王郝

● 如今，这场与疾病的战斗已经过去，我们从战士又回归成
了医生。但我知道，若有"敌人"再次到来，我们又会成
为战士，义无反顾地走上战场。

前几年的某个春节，照例，不值班的医生和护士们去科主任家里拜年，顺便蹭一顿午饭。席间，不知是谁开的头，大家开始回忆起2003年的场景。"我们到底是几月几号去的中日友好医院？""那时候戴几层口罩来着？"

2020年伊始，全国乃至全世界又开始了一场与新型冠状病毒的战斗。前事不忘，后事之师，我开始回首当年的场景。

我是从事重症医学工作的。2003年的时候已经工作4年，当时在北京协和医院ICU（重症监护病房）里面已经算是比较老资格的医生了。SARS的全称就是严重急性呼吸综合征，正是典型的、患者可能需要进ICU的一类疾病。从广东等地发现SARS开始，到在北京蔓延开来，我们这个专业的医生一直在积极准备，2003年5月，我们上场了。

那真是一段与时间赛跑的日子。中日友好医院被腾空，按SARS隔离病房标准进行改造，并于2003年5月8日装修完成。仅仅过了4

天，在5月12日，北京协和医院开始支援中日友好医院，在该院建立并全面负责20张床的ICU病房，收治全北京最重的病人。我们随即开始准备需要的仪器设备，制定工作流程。5月14日，协和人进入中日友好医院。连续两天，我都在和中日的设备管理人员交接大大小小的仪器设备：大到最重要的呼吸机，由于是全新的，需要逐一进行调试，小到护目镜，我们不断尝试用什么样的皂液能解决哈气问题；传统的如吸痰管怎样变得密闭，高科技的如对讲机放在什么频道，充电如何保障，监视镜头清晰度如何；细节的如床旁的记录怕传染不能带出，一律传真到10米外的缓冲区办公室，等等。我在头两天主要负责协调这些事情，碰到全新的设备，则要自己先上手，学会如何使用，然后培训其他医生和护士。

5月16日，我们开始收病人。回顾当时的照片，一幕幕都记载了我们与时间、与病毒的战斗。专业医生护士不够，就从心外科、麻醉科、胸外科、妇产科甚至口腔科抽调，训练两个月，就上前线了，而我们ICU只有2天。SARS病房需要严密隔离，工作强度很大，又要保障医护自身安全，因此，护士4小时一班、医生6小时一班分5班、二线医生8小时一班分4班，24小时倒班。加上监督消毒人员、检验放射科人员、后勤保障人员、通勤司机等，20张床的病房，我们医院倒去了接近200人，包下了一个宾馆。

5月阳光下的樱花宾馆，是所有人紧张时期里最舒适的回忆。尤其是一线的医生护士，完成几个小时精神高度紧张的工作后，整队点名（这点也和军队一样），集体上车，直接回樱花宾馆。无论是凌晨几点，想要吃什么，大师傅都给做，各种零食，小卖部自取，吃饱了换一套干净的病号服，睡觉。在如此高强度的工作压力下，我们必须学会适时放松自己，不让脑子里的那根弦绷得过紧。于是，早上没轮到班的，就开始打牌、下棋，或是打球锻炼身体。这场"战争"比的也是后勤。除了吃的喝的，医院还下了很大的功夫保障N95口罩、猴服（一次性连体隔离衣）的不限量供应，在当时的环境下是极其难得的。但其实我们是没有自由的，门口拉着黄色警戒线，不得迈出，时间长了还是不好受。后来有一天凌晨，几个医生护士下班出来，一通诉苦，让司机师傅动了恻隐之心，开车拉着他们几个去亚运村兜了一个小时，在车上看看风景，算解了眼馋。

要是回忆都说吃喝玩乐，好像不够严肃。其实，我也有一件很是英勇的行为，或者说是鲁莽的行为。SARS后期，我们对这个疾病已经有了一些了解，当时也许还不很清楚是病毒还是"非典"，但都知道是飞沫传播。好的口罩、护目镜肯定可以大大减少传染的概率，但防护到什么水平可以万无一失，谁也不知道。出发前，医院组织各科讨论插管流程和装备，一度提出是不是需要消防用全密闭呼吸系统，后来考虑背着氧气瓶进行操作难度太大，计划以防毒面具为主要手段，放在清洁区。
如有需要，每班排好的一个麻
醉科医生进去操作。不能放在
病房里面，是因为面具数量有
限，需要反复使用，只能放在
相当干净的区域，才能避免传
染医生的风险。

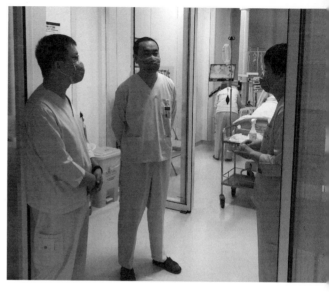

但谁也没想到，第一个
气管插管被我这个计划外人
员赶上了。那天我值二线的班，接班后对讲机里面传出护士的报
告，有一个病人的呼吸机在报警，搞不清楚为什么，值班医生也判
断不清。我逐层穿戴整齐，大概耗时20多分钟后，进入病房。这个
时候病人的呼吸已经越来越差，我判断病人的气管插管必须立即更
换，也就是说，要重新进行气管插管。流程是制定好的，应该由技
术更为熟练的麻醉科医生操作，但麻醉科医生和防毒面具都在清洁
区，她穿戴整齐进来至少还要20分钟，如果继续等下去，我判断病
人最多还有5分钟就会心跳停止。没法再等，我憋住一口气，想着我
不喘气病毒还能把我怎样。好在我无比顺利地完成了操作，病人也
转好。当年光棍一条，老婆闺女都还没有，还真没想过万一被传染
的后果，也就更谈不上"思想斗争"，只想着一定要做好。后来有

同事告诉我，那时候好些人都在打听我每天早上统一测量的体温数值，几天后，看潜伏期过了，也没被传染，大家才放心面对面和我说话。

这么多年了，我一直记得一个场景。有一天，我感觉SARS病房里面实在太热，就站在了全力开动的5匹空调柜机前10厘米的地方，但竟是一丝凉风也感觉不到。我无奈地走到窗前，希望能透透气。从楼上看下去，绿色的草皮球场上，一群学生在踢球，我恍惚觉得自己是个战士，在进行一场阳光下的战争。

如今，这场与疾病的战争已经过去，我们从战士又回归成了医生。但我知道，若有"敌人"再次到来，我们又会成为战士，义无反顾地走上战场。

作者简介

王郝

重症医学主任医师，硕士研究生导师。

1999-2021年，北京协和医院重症医学科工作。

2021年至今，北京积水潭医院ICU副主任。

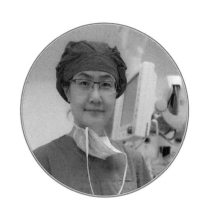

20

雨夜

许力

- 那个雨夜，年轻的我没有信心，甚至想放弃。是她的信任和鼓励教会我：作为医者，不要轻言放弃。后来，我给学生们讲这段经历时，常常说："那根管子是我和患者一起插进去的。"

窗外电闪雷鸣，风雨大作，把我的思绪拉回到18年前那个难忘的雨夜。

2003年是我读研究生第二年，刚刚开始作为麻醉科一线医生值班。除了完成急诊手术，值班的另一个重要任务就是参加全院抢救气管插管。麻醉科医生最精通的一项操作，应该就是气管插管了。毕竟，这是我们每天都在重复的工作。然而，紧急困难气管插管却曾是我的"噩梦"。

那个雨夜，我和我的二线老师正在做一台剖宫产手术，临近孩子娩出的关键时刻，我的呼机响了。电话那头，护士的声音非常急促："急诊抢救室，一个病人要插管，我们的人不敢插，麻醉科快来……"

一头是产妇的关键时刻，一头是紧急抢救，二线老师当机立断："我看着产妇，你去插管，带好插管箱！"

"老师，可能是个困难气道，急诊科的大夫都不敢插！那我……"我有些担心。

"你能行的！不要慌，快去！"

我拎着插管箱，飞奔至急诊抢救室。患者是一名34岁女性，咽部肿痛3天，高热，晚上出现喘憋症状，夜里感觉不好，被母亲送到医院。目前，神志尚清楚，呼吸困难，面罩吸着纯氧饱和度仍进行性下降，极度痛苦，气管插管是当前首选的抢救措施，然而这正是我们麻醉大夫最担心的紧急困难气管插管病例。患者70多岁的老母亲，一边哭一边跟我签字："我闺女刚从国外回来，工作狂，病了不去医院，拖成这样，救救她啊……"

"我会尽力的，但她的咽喉部严重感染，咽后壁重度肿胀，气管插管的路径可能被堵住了，插管失败的可能性很大。"我向老太太交代风险。

"那怎么办？"

"请耳鼻喉科气管切开。"

"许大夫，气管切开成功的概率也很小，她无法躺平，不能配合我手术，而且颈部也受感染波及，切开后很难找到气管！"前来会诊的耳鼻喉科陈大夫对我说。陈大夫是我们医院喉组技术最好的医生之一，他说困难，就一定是非常非常困难了。我从陈大夫的眼神中读到了四个字"就看你了"！

我来到患者身边，准备插管。她半坐在病床上，神情疲惫，急促地吸气，但每一次都吸不进去多少氧气，口唇越来越紫，我不知道她还能撑多久。以我所学经验，纤维支气管镜经鼻插管可能对于这位患者来说创伤和刺激更小一些，但彼时是十多年前，各类气管插管的可视化设备还没有普及，我不可能立即找到纤维支气管镜，因此只能选择喉镜经口插管。

　　要知道，经口插管的刺激非常大，患者通常无法耐受，需要在全麻下完成。而对这个患者却不能用哪怕一丁点儿让她睡觉的药，因为一旦她睡过去，就会完全无法呼吸，无法通气，如果气管插管不顺利，后果将不堪设想。我决定：清醒经口气管插管。

　　当我做出这个决定后，立刻出了一身汗。从来没有人教过我这个方案。这样的做法是否正确？患者会不会无法耐受而更加恶化？我有多少时间能够用喉镜挑开咽腔穿过严重的水肿组织，找到声门？会不会根本找不到？没有肌肉松弛剂的帮助，我能否把管子插到气管里面？这一连串的问号狠狠地砸在我的心中，令我手脚冰凉。

　　我知道，自己必须先镇定下来。我对患者说："我是麻醉科大夫，你现在呼吸困难，情况很危险，我要为你进行气管插管，会很难受，我需要你的配合，请慢一点、深一点吸气，不要着急。"患者已经说不出话，她深深看了看我，轻轻点了点头。虽然很瘦弱，但她的目光坚定，努力按我的指导调整着呼吸，氧合指数一点点升上来。

"现在，我要把你放平，你肯定会觉得憋气，但是先忍一忍。我要把喉镜放到你的咽腔中。"我给她看了钢制的、粗大的喉镜片，她点了点头。

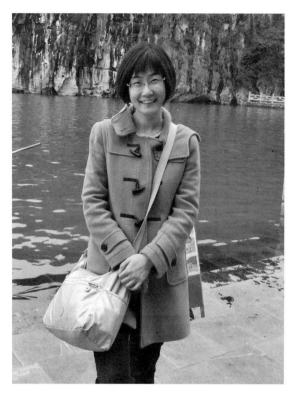

"接下来会非常痛苦，你会想吐、想咳。请一定不要躲开我，我要帮你找到声门，插上管子，救你的命。"我一边说着，一边开始第一次尝试。患者努力地配合我张开嘴，喉镜抵达咽腔后，视野里红肿一片，正常的组织结构已经被肿胀的咽后壁组织代替，我将喉镜向深处探入，试图认清结构，然而患者立刻发生严重呕吐呛咳反射。她受不了这种刺激，躲开了我的喉镜。

我把她重新扶坐起来，问道："我还能再试一次吗？"

她的眼里全是被我操作刺激出的眼泪，但是，她的目光仍然坚定，仿佛在说："再来一次吧，我可以配合你！"等患者缓过来一点儿后，我又开始第二次尝试。这一次，我看到了肿胀的会厌。而声门就在会厌底下，但是我还没有看到就又被迫撤出了。

第三次尝试失败后，我的心剧烈地跳动起来，看到她的情况越来越不好，我深深自责起来，内心感到严重的挫败感。我让护士通知我的二线老师，但是我知道她也很难短时间支援我。耳鼻喉科陈大夫已经开始准备气管切开了。

"你已经尽力，插不进去也不能怪你啊。"脑海中，仿佛有另一个自己在为我找借口。

此时，患者仿佛被抽走了所有的力气，闭上了眼睛，我的心跟着一沉。我轻轻拍着她的脸，着急地喊道："别睡，我再试一次可以吗？"她没有回应，我以为她要放弃了，忽然，患者睁开眼睛，那眼神我至今还记得，是信任，是坚持，是托付，仿佛还有鼓励。

我进行了第四次努力，吸取前面三次的经验，她也仿佛学会了配合，我成功地将导管插入了气管。随后，在麻醉药物的作用下，患者睡着了。随着她的呼吸顺畅，我觉得自己也喘过气来。

回到手术室，正准备出门支援的二线老师看到我后，问："你救了病人？"

我点点头，眼睛有些湿润："病人也救了我。"

一周后，我在走廊里碰到陈大夫，他告诉我那个病人经过治疗后很快拔了气管插管，痊愈出院了。"那个病人一直要感谢你！"陈大夫笑着对我说。

其实，我一直想谢谢那位患者。那个雨夜，年轻的我没有信心，甚至想放弃，是她的信任和鼓励教会我：作为医者，不要轻言放弃。后来，我给学生们讲这段经历时，常常说："那根管子是我和患者一起插进去的。"

作者简介

许力

北京协和医院麻醉科副主任，兼帅府麻醉科主任，副主任医师，硕士生导师。

中华麻醉学药理学组副组长，中国研究型医院学会委员。从事临床麻醉20年，致力于老年患者围术期管理、冠心病非心脏手术麻醉管理、围术期液体管理及慢性疼痛的基础与转换医学研究。

作为课题负责人主持多项科研基金项目，以第一作者或通讯作者发表论文30余篇，其中SCI论文10余篇，部分研究成果发表在*Anesthesia & Analgesia*，*Brain Behavior and Immunity*等有国际影响力的期刊上。

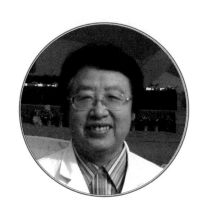

21

惊心动魄的一刻

倪道凤

● 我切身体会到了何为"行医之路,战战兢兢",也明白了作为医生,唯有时刻保持"如临深渊,如履薄冰"之谨慎,才能使患者收获平安和健康!

一台局麻下的蝶窦手术正在进行中。我和助手的对话引起了患者近乎绝望的惊呼："倪教授呀，栓子拿出来就会大出血的，我就活不成啦！"

这是我手术生涯中最惊心动魄的一刻！这一刻，跨过了20年的时光，始终铭刻于我的心中。

那是一名38岁的男性患者，出现头痛已有40天之久。一个月以来，他的视力也在减退。他于2001年1月3日入住我院神经内科。进一步询问得知，他早在2000年11月20日开始感冒发烧，体温38℃左右。两天后突发头右顶部剧烈胀痛，但不伴有恶心呕吐，脑膜刺激征阴性。

外院经头颅CT和腰穿脑脊液等检查，诊断为脑炎，给予菌必治、阿昔洛韦治疗。其后，患者热退，但仍有头痛。12月3日，他出现了双眼复视，右侧重，直至12日视物模糊。又过了3天，数字减影血管造影术（DSA）显示，患者右颈内动脉海绵窦段有动脉瘤，遂行介入栓塞治疗。介入后第二天，患者的视力迅速下降。到了12月20日，右眼仅存光感，左眼前手动，以甲泼尼龙1.0g一次性冲击治疗，一过性视力好转，后右眼视力下降，逐渐累及左眼。

12月28日，患者来到协和医院急诊，右眼前手动，左眼光感；瞳孔直接对光反射右侧消失，左侧正常，间接对光反射右侧减弱，左侧存在；双视盘色红界清，双黄斑区中心凹反光消失。头颅MRI及CT显示，其右海绵窦区域见不规则中等T1、中强T2信号，蝶窦及右后筛内不规则信号。

考虑到患者的视力改变与介入治疗有关，再以甲泼尼龙1.0g每日1次冲击治疗。患者的头痛缓解，眼一过性光感增强，以头痛失明待查收入院治疗。

查体发现，患者神清语利，对答切题，眼结膜无充血和出血，巩膜无黄染，眼球不突出，运动正常，调节反射和辐辏反射迟钝，角膜透明，双瞳孔等大等圆。眼底无出血及硬化，视盘无水肿。其他神经系统检查未见异常。

实验室检查显示，其白细胞和中性粒细胞升高。眼部超声球内、眶内未见明显异常回声。鼻窦CT示双蝶窦高密度影。2021年1月12日，在气管插管静脉复合麻醉鼻内镜下行蝶窦开放病灶切除术，术中见左侧有黄白色稠脓自蝶窦口涌出，吸除脓液后见蝶窦黏膜水肿息肉样变，自蝶窦口突出。右侧蝶窦腔小，粘膜水肿。切除双侧病变黏膜，开放双侧蝶窦。次日头痛明显缓解，其后双眼视力有好转，右眼光感较灵敏。1月19日，患者右眼视力光感，左眼30cm指数。直到30日均无头痛，31日右侧头顶部有时胀痛。2月5日，医生再次为其作头颅MRI，发现双蝶窦区仍有高密度影。

2月11日，患者开始出现持续头痛，双太阳穴及额顶部胀痛，伴跳痛，程度剧烈，视力又有所下降，清理术腔见左蝶窦内有黄白色脓液。从14日开始，夜间头痛剧烈难忍，无法入眠。20日，内镜检查见左侧蝶窦内搏动性溢黄白色稠脓，吸除后见蝶窦底及内壁黏膜水肿，右蝶窦腔内有血迹。

由于症状未明显缓解，家属持头颅MRI片至某医院咨询，接诊鼻科大夫阅片后告诉家属，蝶窦并未打开，你们从协和医院出院来我院治疗吧！家属仍不甘心，又到另一家医院咨询，接诊大夫阅片后告诉家属，蝶窦已经打开，你们就在协和治疗吧！

家属到我院医务处寻求帮助，医务处领导给我打电话告知上述情况。我有点儿不服气，临时决定次日（手术日）其他手术后再到手术室处理。26日局麻后内镜下见双侧蝶窦均已开放，但自双蝶窦内上角有黄白稠脓溢出，吸尽左侧脓液，清除影响引流的增生组织。再吸尽右侧脓液，见蝶窦内上角有一黑色小间隙，我不服气地想，难道这侧蝶窦真的未开放，试以咬钳尖部（仅能容下咬钳尖部

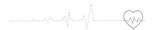

的小裂隙）扩大之，不承想取出了金属丝，吃惊地自语，鼻腔里哪儿来的金属丝呢？

助手说："这位患者做过动脉栓塞，会不会是栓塞动脉瘤的栓子？"局麻下清醒的患者听到了我们的对话，于是就有了本文开头的惊呼，我当时的心情，可想而知。好在鲜血喷涌的场景没有发生！

为什么海绵窦段颈内动脉瘤的栓子会出现在鼻腔里？本例血管造影发现海绵窦段颈内动脉瘤，而患者无头颅外伤史，是发热后出现的头痛，动脉瘤可能与感染有关，可能是感染性的。蝶窦引流后次日头痛明显缓解，18天后头顶部又阵发性痛。术后23天MRI后头痛加重至不能忍受。患者血管栓塞后两次头颅MRI，第二次MRI后头痛加重。第一次头颅MRI报告右海绵窦区域见不规则中等T1、中强T2信号，再阅第二次头颅MRI片显示栓子移位，结合术中所见可能移入右侧海绵窦，海绵窦内异物、脓肿是头痛复发的原因。蝶窦开放后有脓液自蝶窦内上角流出，可能与海绵窦脓肿穿破蝶窦顶壁，脓液流入蝶窦有关，栓子也自此显露在右侧蝶窦内上角。

这个病例给我的教训是深刻的。首先，医生也是人，也有喜怒哀乐，但正因为你是医生，当你走上手术台前，要抛开一切杂念，淡泊宁静地站到手术台上，心中只有面前的患者。不得不承认，在我将手术钳的尖部伸向黑色裂隙时，我心里有着不服气，难道蝶窦真的如他们所说，没有打开？

其次，对每一例、每一次手术都要术前认真准备，不可能有完全一样的患者和完全一样的病情。作为耳鼻咽喉科医生，不仅要听取住院医师的汇报，还要阅读病人所有相关资料，走到患者身边，亲自询问并仔细检查，掌握一手资料，认真分析病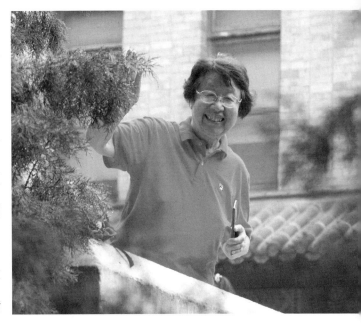史和各项检查所见，熟悉病变的部位、范围和邻近的解剖关系。了解患者是什么问题，手术能解决哪些问题，如何解决问题，可能发生什么问题，也就是对每一例手术的适应证、禁忌证和并发症要了然于心。就如这名患者，我对其术前的颈内动脉瘤和栓塞治疗没有给予足够重视，视野主要局限在蝶窦上，才有术中"鼻腔里哪儿来的金属丝呢"的自语。

对于医生，手术可能有大小之分，而对于患者，不论手术大小，都和生命相关。记得一位病人请我做鼻中隔手术，术前我到这个病人的单位开会，所有我遇到的他的同事都过来感谢我。我就想，鼻中隔是一个小手术，但对于患者，只要是手术，就是以生命相托。因此，作为医生，小手术也要当大手术对待。

言归正传，这个患者怎么样了呢？庆幸的是，在手术次日，头痛减轻，以后头痛未再复发，出院时左眼视力恢复为0.2，但右眼视力未改善。因为取出了异物（金属栓子），自蝶窦引流了海绵窦的脓液。

我切身体会到了何为"行医之路，战战兢兢"，也明白了作为医生，唯有时刻保持"如临深渊，如履薄冰"之谨慎，才能使患者收获平安和健康！

作者简介

倪道凤

北京协和医院耳鼻咽喉科主任医师，教授，博士生导师。

曾任北京协和医院耳鼻咽喉科主任，中华医学会耳鼻咽喉—头颈外科学分会副主任委员。

获北京协和医学院优秀教师奖、卫计委妇幼司授予的优秀国家级师资、北京医学会耳鼻咽喉—头颈外科学突出贡献奖、中华医学会耳鼻咽喉—头颈外科学分会树人奖。

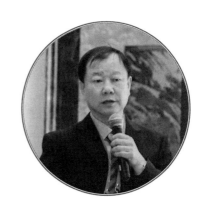

22

生命相许 "医"路同行

张保中

● 生命相许，体现的是患者对医生的信任。这种信任是医生
　职业生涯中最有分量的勋章，更是医生去挑战病魔时最坚
　固的铠甲和最锋利的刀剑。

我是一名骨科医生，34年前踏出山东医科大学的校门。时光荏苒，经治了形形色色的骨与关节创伤患者。一路走来，从初出茅庐的紧张与忙乱，到历经风雨、日渐从容，再到如今带出自己的团队、每年主持数百例各类创伤患者的救治，心中已少有波澜。

　　然而，每当我在闲暇时坐下来翻阅以前的病案，总有一些病情特殊或者印象深刻的患者，会慢慢浮现在我眼前。与其说是我救治了他们，倒不如说，是他们让我感受到生命的顽强和对健康的渴望。与他们的交流，让我开始思考生命与健康的本质，从某种意义上来说，也使我的思想得到了升华。这些故事，都是我的亲身经历，难以忘怀。

垂髫之年 重获新生

2001年秋天，一对年轻夫妇用轮椅推着一个小女孩来到我的诊室。这个家庭来自内蒙古草原，原本幸福美满，却被一场突如其来的车祸改变了命运。面前这个浓眉大眼、年仅9岁的小女孩虽然保住了性命，留下的却是几乎残缺的右腿。全家人辗转了数家医院，都说腿保不住了，需要截肢。这对于一个人生才刚开始、对未来充满向往的孩子来说，无疑是残酷的。

我慢慢掀开女孩右腿上沾满血污的纱布，触目惊心的景象映入眼帘——整个小腿中下段的皮肤坏死，黑紫色的皮肤下露出了流着脓水的肌肉。再看片子，右侧胫骨骨干开放性粉碎性骨折，有多个游离骨片及坏死骨块，上下骨干缺损竟达10厘米以上。

折磨这一家人的不仅仅是孩子的病痛，更是面临截肢的绝望。其实，我的第一反应也是选择截肢。但当我看到孩子和父母期盼的眼光，想到自己在骨外固定技术方面的积累，还是决定试着保住孩子的腿。

我把这个想法告诉孩子父母："情况确实很严重，孩子受伤已经两个多月了，骨折端出现了明确的感染、大段的骨缺损，再加上大范围的软组织坏死，治疗十分困难，一旦感染蔓延，很有可能不得不截肢。我们只能尽力去尝试一下。""您说的我们都听明白了。这么多天以来，您是唯一一说能够保住孩子右腿的大夫，我们相信您，拜托了！"孩子的母亲说完后，泪水夺眶而出。

在女孩父母的殷切期盼下，我们开始了对她的治疗，这意味着一次接一次的手术。初次手术，需要清理坏死的皮肤、肌肉，以及发黑的死骨。在过氧化氢水和生理盐水的冲洗下，创面终于露出了鲜红色组织，与此同时，10厘米的胫骨缺损及皮肤软组织缺损也暴露在医生面前。我们使用了国际上领先的Ilizarov外固定联合牵张成骨技术，在女孩小腿上交叉穿入8根直径2毫米的钢针和四个圆形钢环进行固定和牵拉。看着那么多的钢针插在骨头里，女孩的父母心疼得哭了，但这个坚强的小姑娘却咬紧牙关，从没有喊过一声疼。每次治疗时，她总是先看看自己的伤口，再看看医生，眼里充满渴望。我想，孩子可能知道，想要保住小腿、拥有幸福的生活，这是必须要迈过的一道坎。

历经六次进出手术室及每天四次的牵拉，承受住病痛的考验，耗时整整四个月，女孩原本缺损的骨头终于对合了，缺损的皮肤也覆盖了，小腿保住了！所有人的脸上露出了笑容，当然笑得最灿烂的还是天真无邪的大眼睛女孩。在医护人员的精心护理下，孩子闯过了一个又一个治疗的关口，骨折断端一点一点生长，终于补上了10厘米的死骨缺损。

转眼，20年过去，当年那个喜欢跳舞的小女孩，已经长大。白驹过隙，时间消弭了一切苦楚，最终在记忆里留下了重获新生的喜悦。那个曾被病房所有医生护士关爱着的孩子，如今成为一名优秀的大学教师；那个曾经坐着轮椅来到协和的孩子，不仅站了起来，而且走得那么好、那么远……

协和医院建院百年来，治疗各种复杂、疑难的病症，靠的是高超的技术、准确的诊断、规范的处理，和医护人员对患者精心的呵护。然而更重要的是患者对我们的信任。他们选择协和，就是将生命交给了我们，有了这份信任，我们就会全力以赴。

期颐之年　生命相许

2020年8月底的一个周日，中午11点时，来自医院的电话响了——"有位年长的保健患者急需会诊，请马上来医院。"电话就是命令，我立即放下手中的事，直奔协和。

病床上，躺着一位面带痛苦的老人。检查生命体征，还比较平稳，左侧大腿根部明显肿胀，伴有淤血，稍微活动就疼痛难忍，X片显示左侧股骨转子间粉碎骨折，移位严重。

这是一种老年人的常见骨折，近年来我们已经积累了多达上千台手术的治疗经验，对这类骨折的处理可以说是轻车熟路了。然而，当我得知这位老人是蜚声中外的国画大师、版画家——96岁高

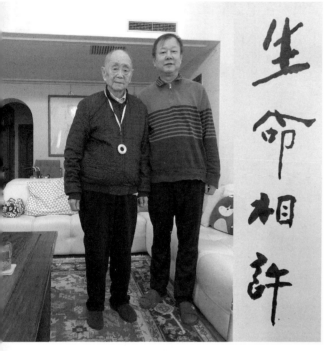

龄的黄永玉先生时，还是不由得紧张起来。很早之前我就知道，那幅令人记忆深刻的戴军棉帽的版画《雷锋》、栩栩如生的《阿诗玛》以及奥运巨制《中国=mc^2》等，都是老人的名作。面对这样一位声名卓著的人物，我们身上的担子不会小，但救治患者、解除病痛是医生的职责所在，我责无旁贷。

我向黄老简短介绍自己后，告诉他手术治疗对于这种骨折的必要性：如果不及时手术，不仅疼痛难忍、骨折难以愈合，而且下肢不能有任何活动，卧床时间稍长就会出现许多并发症，甚至造成终身残疾，重则危及生命。

老人非常开明，心态也很乐观："张大夫，我信任你们。这条腿就交给你们了，放心按你们的意见去做吧！即使有个什么闪失，我不会埋怨你们，这把年纪也算为医学事业做贡献了。"

老人这番话增加了我们的信心，也让我对他那宽阔的胸怀敬佩不已。我们细致地研究了最合适的治疗方案，考虑了治疗的各个环节中可能发生的每一种情况。多科医生通力合作，在黄老伤后第二天，为他做了微创的髓内钉内固定手术。手术采用半身麻醉，整个手术过程中，老人都是清醒的，他幽默地说："我都96岁了，这辈子啥都经历过了，把命交给你们，放心去做吧！"老人朴实的话语，使我原本还存在的一丝紧张感消失得无影无踪。因为前期准备充分、精心且细致，我的胆子更大了、手更稳了。手术非常顺利，不到半小时就结束了，黄老风趣地说："手术一点儿都不疼，敲锤子的声音像打铁，挺好听的！"

凭借坚强的毅力和平时健康的体魄，黄老手术后的恢复非常顺利。术后第一天，他就可以在病床上坐起来，第二天在病房里度过了他的97岁生日，第四天就能坐在床边、把腿放在床下了，第五天就闹着要回家了……"我得回家，把床位给需要的人用吧。"他开心地笑了。

有一次，我去病房看望黄老时，他兴致勃勃地聊起了自己跟协和医院的渊源。1921年，协和医院开张那天，黄老的父亲就来"看热闹"，后来还跟孩子们"炫耀"了协和医院的华丽，有很多外国大夫，等等。他还讲了协和第一任华人院长，以及20世纪50年代时陪父亲来看病，70年代张孝骞大夫为他诊治胃肠疾病的故事。掐指一算，黄老与协和结缘也有70余载。他充满智慧地说："人一生应该尊重的两个最伟大的人，一个是妈妈，是她给予了你生命；一个是大夫，是他保护了你生命。我大半辈子都是在这里看病，在中央美院时跟协和做了半辈子邻居，我相信你们，一切都交给你们了。"

黄老提笔写下了"生命相许"四个力透纸背的毛笔字，这就是一个既平凡又不凡的患者对我们的嘱托和信任，正是这种信任，使我们有勇气去面对和处理遇到的任何困难。出院后，黄老在家自行开展康复锻炼，第二周就可以下地站立了，经过四个月时间，站立和行走就基本正常了。这完全得益于他平时良好的身体基础、坚定的意志力和积极乐观的心态。

髋部骨折是老年人的常见病，如果不进行快速有效的治疗，一年内死亡率高可达30%。我们每年治疗这类骨折达百例以上，而死亡率降到了2%以下，优于国外的治疗效果。近年来，超过百岁的老人也有10余例，基本上达到了手术后可自理，多数患者半年后恢复到伤前水平。而老年人常伴有各种并发症，心脏病、糖尿病、高血压等，不仅手术风险大、对医生技术要求高，也是对患者意志力的极大考验。黄老是众多患者中的一位，正是他的信任以及与我们医疗团队良好的配合，才使得后期康复非常顺利。

生命相许，体现的是患者对医生的信任。这种信任是医生职业生涯中最有分量的勋章，更是医生去挑战病魔时最坚固的铠甲和最锋利的刀剑。当千千万万的患者把自己的健康乃至生命交给我们的时候，当他们无条件地信任、理解、配合我们的时候，也正是我们最幸福、最有动力、最有使命感的时候。

▌作者简介

张保中

北京协和医院骨科副主任，主任医师，教授，博士生导师。

AO创伤国际讲师，SICOT中国部创伤学会常委，OTC中国区讲师，中华医学会创伤学会委员，骨科学会创伤学组委员，《中华创伤杂志》等10种专业学术杂志编委。

擅长各类骨折的手术治疗，在国内较早开展和推广了髓内钉和外固定技术，在高龄骨质疏松骨折手术和康复方面造诣颇深。

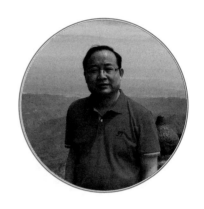

23

遇见

辛兵

● 遇见，是一种机缘巧合。有时候，医患之间只因那偶然的一瞥，就注定了彼此的缘分。

遇见，是一种机缘巧合。有时候，医患之间只因那偶然的一瞥，就注定了彼此的缘分。

肢端肥大症患者是一类特殊的群体。对于有治疗垂体疾病经验的外科大夫来说，"只因在人群中望了你一眼"，我们就能立刻将肢端肥大症患者认出。

夕阳西下，已经放学的孩子们在小区里嬉笑打闹，退休在家的老人则三五成群地在院子里遛弯、散步。这天下班回家时，我刚走进院子，看到对面过来几位散步的中老年女性，其中一人身材比较高大，立即引起我的注意："她不会是得了垂体生长激素瘤吧？"

多年的工作经验，让我在与他人的一个照面中，总是下意识地关注对方的外貌——通过外貌，诊断某些疾病，有时只需一眼就能判断出个大概。可是，我们虽然住在一个院子里，也只能算是陌生人。若我突然走过去，和她说你可能得病了，会不会太唐突？

短暂的犹豫中，大家相对而过，她很快走远了。我虽然相信自己的判断力，但也没有追上去。再后来，我在院子里散步的时候，又遇见她两次，但她都是和朋友一起。每次错过以后，我都会有稍许的遗憾和失落。我反复对自己说："我应该告诉她得病这件事。"

终于有一次，我刚下楼，就看到她从不远处走来。我觉得机会来了，脑子里飞快地组织语言。等面对面走近时，我伸手拦住了她。

"大姐，我是住在这个单元的，是个大夫，我觉得你可能患有肢端肥大症，我能问你一些情况吗？"

大姐将信将疑地看了我一眼。好在，她的眼神里没有表现出特别的抵触情绪，似乎想听我继续说下去。

"你有没有觉得平时爱出汗？手脚发胀或者头晕？穿鞋觉得发紧或者以前买的戒指戴不上了？有没有打鼾？"我抛出一连串的问题，然后等待她的回答。

"我确实有你说的那些症状，这有什么问题吗？"

"初步判断，你可能患了肢端肥大症。我是协和医院的大夫，等我出门诊的时候，你可以过来，我帮你开个抽血检查、做个核磁就能明确。"

为了消除大姐的顾虑，我打开手机上的协和移动医疗APP，让她拍下了我的出诊时间。

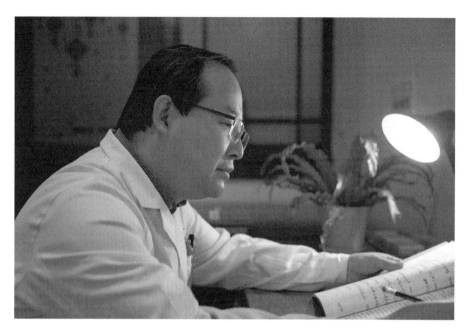

　　这一天，邻居大姐按约定时间来到我的门诊。我帮她开了相应的检查，并留下自己的电话，叮嘱她结果出来后再来门诊。

　　又过了两星期，大姐来复诊了。这一次，她的丈夫、女儿、女婿悉数到场，全家都很重视。不出所料，邻居大姐确实患了垂体生长激素腺瘤，需要手术治疗，在和她全家人交代了手术的必要性和注意事项之后，我们约好了住院手术的时间。

　　虽然知道这是一个微创手术，但在手术当天，患者还是非常紧张。手术室护士扎针输液时，她紧握的拳头都出汗了，平时还在正常范围的血压都达到了160/100mmHg。我拍了拍她的头，轻声说："没事儿，放心吧。等手术完，我通知你女儿。"我轻轻握住她的另一只手，又说了几句安慰的话。

静脉麻醉药很快起作用了，大姐的血压也恢复了正常。

手术很成功，术后第二天生长激素就降到了正常水平，三个月后的复查达到了内分泌治愈水平。

因为是邻居，后来我们多次遇见，慢慢熟了起来。有一次我问她，那天得知自己可能患垂体瘤时，心里是怎么想的？

"幸大夫，真的很感谢你。其实，我感觉不舒服有很长时间了，但因为不影响日常生活，就觉得是岁数大了都会有的小毛病。想想我真幸运，院子里住着这么专业的医生。要不是你一眼就判断出我的病，这个问题可能还要困扰我很久。手术那天，就是你摸了摸我的头，说了让我放心的话，我一下子就平静下来了！"

遇见，对医患来说，是一种缘分；能告知患者，是医生的责任，也是患者的幸运。

有一个患者在我的一段科普视频下留言：真是一个幸运患者，茫茫人海遇见高级专家。

是的，类似的小故事还很多。我院外科门诊的谷老师在乘坐111路电车时，发现司机可能是肢端肥大症，于是善意地递给他一张纸条："我是协和医院外科门诊的谷老师，您可能患有垂体瘤，可以来协和医院查查。"字条虽小，却饱含着一名护士的职业敏感性和对患者最大的善意与关心。后来，这名患者找到了协和，找到了我，获得了最快速、最准确的诊治。

在不同的场景，不同的人群中，遇见不同的患者，沟通的方式也可能不同。那一次，我在医院的走廊上，碰到了一个类似的患者，因为还有紧急的事情等着我，同时也担心患者拒绝，我没来得及与她细说。等我乘电梯返回科室时，竟然再次遇见了这个患者，我想，真是缘分啊！我必须把她的病情告诉她。

"你好，我是神经外科的幸大夫，我觉得你可能得了垂体瘤，可以来我门诊看看。"

"我正在协和内分泌科做检查呢，等结果出来就去看您门诊。"也许是我的白大衣和胸牌拉近了我和患者的距离，增加了患者的信任度，以至于患者来门诊复查时，总是开玩笑地说："幸大夫，你还记得我吗？我就是在你楼道里'捡'来的患者。"一句玩笑话，拉近了医患之间的距离。

有人说，现在的医患之间、人与人之间缺少必要的信任。但是，医生这个行业还是赋予了我们这个群体一种天然的使命感。更多的时候，我们看到的是在高铁上、在飞机上紧急呼叫医生时冲上去的普通医务人员，在遇到SARS、新冠肺炎疫情时第一时间出现在防疫一线的医护工作者。有人说，协和附近的东单路口已经成了北京最安全的路口，因为无论你在出地铁上班的路上，抑或是在东单体育馆打羽毛球，还是在去协和医院就诊的路上，都不用担心。一且出现险情，一定会有医护人员来到你的身边，因为他们遇见了，就不会不管，既是他们的本能反应，也是他们的责任所在。

作者简介

辛兵

北京协和医院神经外科主任医师，教授，博士生/博士后导师，神经外科垂体专业组组长。

中国垂体腺瘤协作组专家，美国垂体协会会员。

获北京协和医学院优秀教师、华夏医学科技奖和中华医学科技奖。

擅长垂体腺瘤的微创手术和临床研究以及垂体疑难病的诊治和全病程管理。

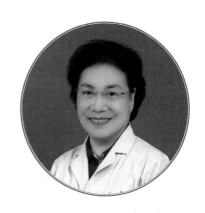

24

那一束红杜鹃，就是促我前行的烛光

刘欣燕

● 时光荏苒。多少年过去了，领导的鼓励、导师的赞扬、患者的感谢，我都获得过。

但蓦然回首中，最难以忘怀的——还是女园艺师亲手捧来的那一束红杜鹃！

如果从进入医学院的那天算起，今年已经是我从医的第41个年头了。满头黑发在四季更迭交替中，两鬓渐渐斑白。回望恍如昨日的桩桩往事，我也会驻足问自己：到底是何种信念，支撑我一路走来，始终不悔？

　　那一年入冬，天气渐凉。作为住院医师，年轻的我刚刚独立当值急诊夜班。时时战战兢兢，事事如履薄冰，生怕任何一个细微差错耽误了患者的病情。

　　协和夜班急诊的规矩是：当值医生接班后必须检视每一个交班的患者。那个晚上，我按照老师们的再三嘱咐，紧握接班记录本去探视患者。我在一一核准对号后发现，有一名患者不见踪影。

　　据前一班大夫交代：患者40多岁，没有明确的停经史，下体出血10多天，以为自己只是月经不正常，一直没有在意。当天下午，患者因小腹疼痛阵阵下坠，才赶来看急诊。当时查过尿妊娠试验为阳性，急诊白班大夫很重视，马上让其抽血查HCG（绒毛促性腺激素），并告诉患者，喝水、憋尿，准备做盆腔超声。

交班医生特意嘱咐：要紧盯超声结果。那是在30多年前，急诊腹腔镜还未普及，宫外孕手术都要剖腹开刀；而开腹非同小可，事先一定要诊断明确。当时也没有阴道超声，只能从腹部做超声；手术前要想看清子宫附件，膀胱里必须有大量液体。

几十年前，没有网络、没有手机，更没有处处追踪患者情况的摄像头，我都不知道患者长什么样，想要找到她，只能靠到处去喊。

我到超声室门口喊她，没有；到诊室附近喊，仍然杳无回应；跑回急诊分诊台，护士也说一直没见踪影。

我一时慌了，脑子里闪过种种不好的联想：难道她已经悄悄回家了，等再被送来医院时，已经大出血休克；或是此刻晕倒在医院某个冷清的角落里，情况危急……

我的脑袋开始嗡嗡作响，这可怎么好？只能硬着头皮，继续找！

在灯光并不明亮的走廊里，人声冷清，一路急走的我却满头大汗。只要看到女患者，我就会大喊一声，同时心里盘算，如果再过5分钟还找不到，就要给保卫科打电话，让他们和我一起拉网式寻人。

时间一分一秒地过去，就在我的眼泪都要急出来时，终于——在开水间那老式蒸汽小锅炉的腾腾水汽之间，我看到了一个身影佝

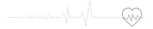

偻的女人！我赶忙跑过去，是她！

患者的情况并不好。由于肚子阵阵疼痛，她已一整天没有吃东西，也没有喝水，面如土色，有气无力。

这里不得不说一下，几十年前不像现在，随处都有纸杯和瓶装水。协和对面的副食商场也早就关门了。眼前，患者的丈夫刚找到一个搪瓷茶缸，接了滚烫的开水，还晾在地上。

我脑子里迅速计算着：等喝完水，水变成尿，尿再慢慢变多，直至膀胱充盈至可以做腹部超声的程度，至少需要三四个小时。可她的情况却是一刻也不能等啊！

我急忙从别处拉过一辆平车，让患者躺上去——量血压、号脉搏、叩移动性浊音，一气呵成。万幸、万幸！患者的情况都好，没有腹腔内出血，生命体征非常平稳。我和她的丈夫合力将平车拉到妇产科诊室门口，并叮嘱患者，先不要喝水，等我去和超声大夫沟通一下。

我的眼前就像有一本教科书，在一页一页地翻过去：如怀疑宫外孕，患者已开始腹痛，就说明宫外孕的包块张力很大，随时都有破裂风险，那就可能要马上急诊手术；若此时喝下大量的水，不仅会增加麻醉风险，还有可能延迟手术。

我长吁一口气，心说：阴差阳错，患者还没喝水，正好可以和超声大夫商量：是否可以膀胱注水，赶紧把超声做了？

狭小的超声室里外，从接夜班后就忙到抬不起头的超声大夫，和我几进几出，超声检查床被抬到走廊，再把平车换进去，超声检查探头在患者小腹来回滚动，果然不出所料，膀胱里一滴尿液也没有。

我立刻拿出早已经准备好的导尿包，消毒、铺巾、插尿管一气呵成！随着液体缓缓进入膀胱，子宫和卵巢的图像慢慢显现：

"这里有一个包块，还有胎心！输卵管妊娠没错了！"听到超声大夫坚定的声音，我一直悬着的心终于落下几分。诊断明确了，后边的事情就是之前在医学院实习时已经被操练无数次的"规定动作"了！

我抓起电话，汇报三线；开具手术前的全套血化验，联系手术室的同时又联系病床，然后找家属谈话、签字。一边是额头汗水沁出，一边是大脑指挥行动的有条不紊。一切都在井然有序地进行着。忙中偷闲，我还不忘向旁边护士"邀功"道："帮你们插好尿管了！"护士马上回我一句："你妨碍我们备皮了呢！"相视一笑中，感觉我们又共同排除了一颗"定时炸弹"。

患者很快被手术室护士接走了。第二天，放心不下的我，专门赶去病房，查看一下她的病历：确实是输卵管妊娠，幸好处置及时并且随后手术非常成功。

再后来，我又投入急诊的紧张工作中。接待了更多患者，处置了更多的病情救急，一次又一次的化险为夷，当初穿行在走廊呼喊、寻找她的这件事，早就被忘在脑后了。

时间匆匆过去。眼看还有几天就是大年三十了，那个早上我刚交班，同事说病房门口有人找我。

我赶忙跑出去：有一个皮肤白皙，身材颀长的中年女性，手里拎着一个包裹，被报纸包得严严实实。

我有些疑惑地看着她。对方的声音温婉亲近："我是您的病人……"

我仍然在发愣，只听她说："那天在急诊开水间，您扶起我，抬我上车，推我去做超声。"

我一下全想起来了，连连摆手道："手术是主治大夫做的，不是我……"

她的眼里沁出泪花，颤抖的手慢慢将里三层外三层的报纸打开："您在走廊里一声一声喊我，为我检查，还送我去手术，帮着联系病房……您没把我当病人，而是把我当亲人啊！"

说话间，她捧起一个精致的花盆，里面赫然是一株杜鹃，油绿油绿的叶子间，缀满娇艳欲滴的红花蕾。我顿时被那火红的杜鹃花吸引住了。

"刘大夫，求求您，千万不要拒绝我。我是一名园艺师，常年在苗圃工作。这是我培育的新品种里最漂亮的一盆杜鹃。我是从郊区坐公交车赶过来的，就为感谢您。您是我在这里的亲人！"

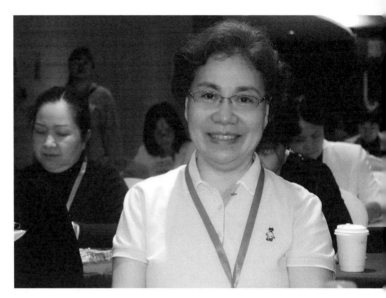

她的语气越来越平静，我的眼角却不由湿润了。

这是我学医后第一次接受患者送花——并且是由园艺师亲手栽培的。

一时惶恐，无言以对，只能接过红杜鹃向她深深一躬。我真没做什么，就是遵循协和惯例、按照前辈教导，本本分分地做了我的分内之事……

我抱着花盆，目送园艺师离去。当时，最想与之分享这个故事的人就是妈妈——女儿此时为她争光了。

烈烈寒风之中，我小心地用毛围巾将花盆包好，放进自行车前筐。

回到家后，杜鹃花被我端正地摆在桌上，妈妈伏身之间，火红的杜鹃在她眼里映出一团温暖。她满脸欣慰地说："好，好！我闺女学会救人了。"

时光荏苒。多少年过去了，领导的鼓励、导师的赞扬、患者的感谢，我都获得过。

但蓦然回首中，最难以忘怀的——还是女园艺师亲手捧来的那一束红杜鹃！

作者简介

刘欣燕

北京协和医院妇产科主任医师，教授，博士生导师。

中华医学会计划生育学分会候任主任委员，北京医学会计划生育学分会主任委员，妇幼健康研究会生育调控学专委会主任委员。

致力于生殖健康和计划生育的基础和临床研究，在妇产科常见疾病、避孕节育、早中孕期妊娠并发症、剖宫产瘢痕妊娠、胎盘植入和习惯性流产等方面经验丰富。

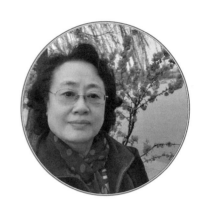

25

亲情

许莹

● 这个大男孩儿既是我的患者，也是我的亲人。

不同的是，我们之间的亲情，是从他接受治疗的那一刻开始的。

这个大男孩儿既是我的患者，也是我的亲人。

不同的是，我们之间的亲情，是从他接受治疗的那一刻开始的。

2003年3月，突如其来的SARS疫情打乱了人们的正常生活。在北京协和医院血液病房工作的我，严阵以待，坚守在自己岗位上。

一天上午，儿子打来电话："妈妈，同事弟弟的眼睛里长了个肿瘤，要在同仁医院手术。因为他有点儿发热，手术前必须在你们医院呼吸科先排除'非典'。你能帮忙找个医生看看吗？"

在呼吸科诊室，我见到了儿子电话中所说的男孩儿臣臣（化名）。近1.8米的身高，面孔却依然稚嫩。而最为明显的是，他左眼眶外侧连带着左眼高高隆起。随后，呼吸科医生将一张血常规化验单递到我面前。

臣臣年仅14岁，"白细胞3.5×10^9/L，血红蛋白100g/L，血小板

$37 \times 10^9/L$。"我抬起头，看向眼前的大男孩儿：低热、高白细胞、贫血、血小板减少、眼眶上肿物——心里对他的诊断已经形成：急性髓系白血病，伴骨髓外浸润。

急性白血病是起源于骨髓造血干细胞的血液系统恶性肿瘤。男孩儿眼眶上的肿瘤是由于异常的白细胞在骨膜下或软组织内局限性浸润形成的实体肿物。急性髓系白血病最初的治疗只能是化学药物治疗。而在治疗过程中，患者所要经历的痛苦不言而喻，预后也不理想。这对于一个年仅14岁的孩子以及他的家庭来说，都是非常残酷的。从这天起，他开始了自己漫长的治疗之路，我与他的不解之缘也由此展开。

在SARS疫情时期，我作为主管医师，在管理血液科病房。那时的病房里非常安静，没有一个陪床家属，只有"全副武装"的医生和护士在为患者做着治疗。

臣臣站在走廊，看了看安静的病房，又回过头看向被隔离在病房外的爸爸和妈妈。对这样一个生理发育达到成年人标准，但心理发育还不完善的男孩儿来说，得知自己得了急性白血病，需要独自住院做化疗，心里的不安和恐惧可想而知。我和护士长走过去，轻轻拍了拍他，低声说道："臣臣，是紧张吗？不要怕！有什么不舒服，或者不明白的问题，就找病房的护士姐姐和医生，我们都会帮助你的。相信我们好吗？"

就这样，臣臣在血液科病房开始了40余天的住院生活。他先后经历了没有家人陪伴下的3次穿刺抽取骨髓液检查；具有严重胃肠道反应的2程化学药物静脉输液治疗；需要平卧6小时的3次腰椎穿刺注射药物治疗；在骨髓抑制期，他的中性粒细胞降低到0.3×10^9/L，粒细胞缺乏引发感染的7天高热及10余天静脉抗生素输入治疗；多次静脉输入单采的红细胞和血小板。在此期间，病房的医生和护士不仅为这个男孩儿治疗了疾病，更是在生活护理、心理咨询等方面竭尽所能地去帮助他，体现了以病人为中心的服务理念。在臣臣病情稳定时，护士姐姐甚至还会为他辅导初中课程。

　　在病房医生及护士姐姐们无微不至的帮助和照顾下，这个大男

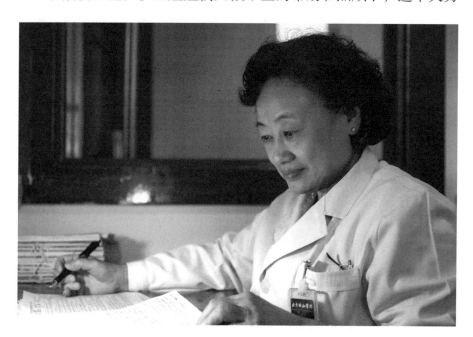

孩儿坚强地挺过来了。40多天后，臣臣的骨髓穿刺报告单显示：骨髓完全缓解。这个报告告诉我们，急性白血病的恶性细胞得到初步抑制，对急性白血病患者来说，是"万里长征走出了第一步"，也预示大男孩儿可以短暂出院、回家休养，他终于能和家人团聚了。

我清楚地记得，在臣臣出院的那一天，他站在病房护士站前，向与他朝夕相处40余天的医生和护士姐姐们，深深鞠了一躬。

转眼，2004年的夏秋季到了。因为没有做干细胞移植手术的条件，臣臣已经进行了13疗程的化疗。他下一步的治疗方案该如何制定？是就此停止治疗观察，还是再进一步强化治疗？参考国外文献报道，大剂量化疗药物阿糖胞苷（超出平时剂量的数倍）可使急性髓系白血病患者获益，这一点启发了我。当时，国内只有为数不多的医院开展了此项技术。我认真分析了臣臣的自身条件、疾病的类型及治疗过程中的反应，决定对他进行大剂量阿糖胞苷的强化治疗，这是我们医院的首例病案。

化疗后出院仅一周时间，正是化疗后骨髓抑制期，臣臣再次因高热住院。发热的原因竟是胳膊被蚊子叮咬后引起了感染。住院后，这个大男孩儿的中性粒细胞降低到0.05×10^9/L，达到严重的粒细胞缺乏状态，我们立即给予足够的对症药物治疗。在治疗观察中，臣臣被蚊子叮咬处的皮肤逐渐由红变得发黑。住院第3天，皮肤感染的中心部位自然脱落下5分硬币大小的坏死组织，胳膊上留下一个2厘米深度的"坑"。如何才能填平这个"坑"呢？除了全身药物治疗外，局部换药至关重要。臣臣发着烧，又在输液，进行伤口的处理非常痛苦。我和他的管床医生每天进行伤口坏死组织的清理，再填进去药物纱条。在治疗的同时，不忘从精神上去安慰、鼓励臣臣。最终，我们赢得了大剂量阿糖胞苷强化治疗的胜利。

作为臣臣的首诊医生，我对他的治疗方案全程给予了跟踪和关注。特别是采用大剂量阿糖胞苷的强化治疗，对他急性白血病治愈起了关键作用。

可以说，在SARS疫情特殊时期，没有家属陪床的情况下，医护人员就是臣臣的"家属"，陪伴他走过了最艰难的时光。我们帮助他缓解了心理压力，教会他自我保护和护理方法，辅导他不落下功课。每个人都付出了爱心、耐心和责任心。正因如此，在近2年的治疗过程中，臣臣总能积极与医护人员互动配合，战胜了化疗药物不良反应、严重感染和各种操作带来的痛苦，这对于他也是一生中最难忘的经历。

在臣臣的治疗全部结束之际，他和爸爸妈妈找到我，问道："我可以认你做我的大妈吗？"看着他期盼的目光，没有人能拒绝一个孩子的乞求。从此，我又多了个亲人。我们不光过年过节走动，平时他也会来看我，将他的学习、工作，乃至家庭生活中的点点滴滴讲给我听。

一晃18年过去了，当年的大男孩儿已经成长为人父。我的亲人，真心希望你永远健康幸福！

作者简介

许莹

北京协和医院血液科主任医师，教授，硕士生导师。

曾任中华医学会健康管理学分会常委，健康体检及评估专业学组副组长，北京医学会健康管理学专业委员会副主任委员。

《中华健康管理学杂志》第一届、第二届、第三届编委。

在北京协和医院血液科工作40余年，承担着临床医疗、教学和科研任务，尤其擅长各类红细胞疾病的诊治。2005年创建了北京协和医院体检中心，并将其打造成全国一流的体检中心。

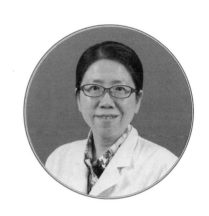

26

超越病痛，传递温暖

庄俊玲

● 我们经历过病痛甚至生死，才更珍视健康，享受幸福。
把温暖传递下去，生命就会熠熠生辉。

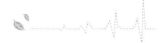

2019年10月4日中午，我节日听班，一个陌生的号码打了进来。

"庄大夫吗？我是口腔科周大夫，抱歉打扰你，我在国外休假，有个病人在急诊想咨询一下你的意见……"

我时常会接到这样的电话，有时在异国他乡，有时夜深人静。我站定听完，是一位晚期口腔肿瘤的中年女士，化疗放疗后出现严重血小板减少，有致命性出血风险，可节假日血小板又特别紧缺。如果血小板不达标，放化疗不能继续，肿瘤就可能复发，前功尽弃。

节后门诊，我第一次见到了这个病人，她竟然是30年前红遍大江南北的歌手——张咪。我当时有点儿小激动，那些熟悉的歌曲在耳边响起，可她憔悴的面容和布满出血点的双腿又把我拉回到诊室。

患者病情的复杂程度和治疗风险超出预期，并不是单纯放化疗引起的血细胞减少，输血小板只能维持两三天。作为主线的放化疗必须刹车，何时重启取决于血液能否改善。为了进一步明确原因，张咪接受了骨髓穿刺。结果血液系统出现了新问题——重症再生障碍性贫血，即使最有效的治疗方案，血小板达到正常也要半年左右，而且可能对肿瘤不利，如果中途肿瘤复发，我们将陷入进退维谷的僵局。

这样的病例没有标准方案可以参照。北京协和医院是全国的疑难病诊治中心，遇到复杂困难的病人，同行们都建议转到协和，但即使我这个有20多年工作经验的协和"老大夫"，面对如此棘手的问题也感到了压力。前期治疗过的一些类似病人大部分结果令人满意，但过程漫长而煎熬，而且总有少数人效果不好，我真怕张咪落在那部分不好的人中间。

尽管困难很大，我们也别无选择，只有治好血液病，才能在肿瘤治疗中占据主动。而张咪此时的心情极为复杂，肿瘤刚稳定下来，又出现威胁生命的血液疾病，一点希望的亮光瞬间熄灭。最让人沮丧的是，起初三个月，尽管用了最有效的方案，血小板却纹丝不动，一直在危急值附近徘徊。她几乎每周都要来急诊输血小板，每次抽完血，甚至不敢从手机上查询结果。

我的信心在这3个月也受到很大挑战，怕走了弯路，怕肿瘤复发，怕辜负了患者的信任。可除了坚持，更无退路。思前想后，我掩藏起内心的不安，每次都鼓励张咪积极配合，调整心态，哪怕一点点的进步都是令人开心的事。可能是压力太大，还有一点儿灰心，圣诞节时张咪提出外出度假。我理解她此刻的心情，尽管有风险，能放松一下也好，所以没有阻拦。可很快就收到她出血加重的消息，只好在当地医院输了血小板。回来之后没多长时间，又出现了疫情。虽然张咪很坚强自律，但我仍然能感受到她的焦虑和对未来的担心。

时间一天天过去，每次就诊我们都彼此鼓励，她说这次生病她才意识到健康对一个人来说是多么重要，家人的关爱是多么珍贵，也第一次体会到医生是多么辛苦和伟大。终于，在4个月之后，张咪的血小板开始缓慢上升，肿瘤依然稳定，我们悬着的心终于放下了一点儿。

张咪的病情渐渐好转，除了定期来门诊调整药物，她开始关注癌症患者，经常和我分享帮助和鼓励其他病人的故事，其中一位就是她朋友的弟弟。这个白血病患者在疫情期间发病，持续高烧只能先在发热门诊控制，血源紧缺，生命垂危。张咪自己还没有痊愈，却为这个病人多次和我沟通，最终他转到血液科治疗。虽然是恶性极高的白血病，但经过靶向药物加化疗，病人很快转危为安，最终通过骨髓移植治愈了疾病。

更让我感动的是，张咪除了四处奔走鼓励癌症病人，还创作了十首歌颂生命和关爱的歌曲，其中《一如既往》是她和口腔科周大夫一起演唱的。"如雨的汗水是我的回答，无悔的执着是我的回答；一如既往，春秋冬夏。"这首歌在2020年8月19日医师节发行，特别致敬白衣天使。我听着自己的同事和治疗有效的患者一起深情演唱，心中涌起阵阵暖流。

8月，又到了张咪复诊的时间，这次她不仅血细胞完全恢复正常，肿瘤也全部消失了。我们激动地拥抱在一起。这一次她还给我带来了刚出版的新书《逆境重生》，真实记录了她抗癌和治疗血液病的经过。那个她帮助过的白血病患者寄来100本书，送给血液科的病人们。张咪动情地说："我用亲身经历写下这些文字，希望能让正在困难中煎熬的人们、在病痛中挣扎的人们知道，即使在最黑暗的时候也要心存希望，永不放弃。"

血液科大夫每天都在面对肿瘤、化疗、衰竭、输血……即使治疗手段日新月异，还是常常面对无力回天的痛心场面。于是我们变得更加严肃、谨慎，甚至有些"不近人情"，怕给病人和家属不切实际的希望。和张咪相处的一年多以来，她的信任和真诚让我放下包袱，专注治疗。我常常用她来鼓励其他病人，其实也是在鼓励我自己。只有医患配合、齐心协力，才能战胜病痛，迎来希望。

如果你现在看到张咪，一定不相信她经历过那么多的痛苦、折磨、绝望和挣扎。她在抖音上讲癌症科普，提倡健康生活方式，做公益活动，呼吁全社会理解和支持医务人员……就像她写的书——

"逆境重生"。我们经历过病痛甚至生死，才更珍视健康，享受幸福。把温暖传递下去，生命就会熠熠生辉。

作者简介

庄俊玲

北京协和医院血液内科主任医师，博士生导师，血液内科副主任、党支部书记。

国家卫生健康委员会优秀党务工作者。先后在美国 Vanderbilt 大学和 MD Anderson 癌症中心做访问学者。在血液系统肿瘤和疑难疾病诊治方面有丰富经验。谦虚谨慎，对患者秉有仁爱之心；热心教学，寄青年医者博学笃志。

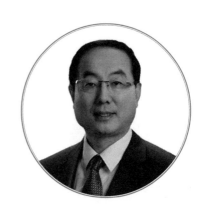

27

初心 · 使命

纪志刚

● 时时刻刻从病人获益最大化的角度出发，以过硬的医术为病患治疗疾病、缓解病痛、安慰心灵，如此方能不负医者之名，不负身上白衣，不负医者之初心，不负医者之使命！

医者，仁术也。总书记号召我们要"不忘初心、牢记使命"，在我看来，医生须做到不忘医者仁心的初心，牢记为患者服务的使命！

一

"主任您看，我这肾脏肿物是癌症吗？"坐在我面前的是一个五十多岁的中年男性患者，正满心期待而又惴惴不安地望着我。

他姓张，一个月前的一份体检报告彻底打破了他平静的生活，在B超检查结果一栏，赫然写着"右肾实质内可见4cm低回声肿物，考虑右肾实性占位，恶性不除外"。

我看着观片灯上的CT片子，右肾中部可以看到非常明显的团块样肿物，增强扫描肿瘤可见明显强化。多年的经验告诉我，基本可

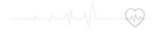

确诊为肾细胞癌（简称肾癌）。

早期肾癌通常没有明显症状，在过去医疗检查手段还不发达、体检重视程度不够的年代，肾癌的发病相当具有隐蔽性，当出现所谓"血尿、腰痛、腰部肿块"的典型症状三联症时，肿瘤通常体积较大，甚至会出现局部侵犯或远处转移，导致一部分患者错过了最佳的治疗时机。现在，随着人们对健康体检的重视程度增强，越来越多的早期肾肿瘤可以在体检中通过影像学检查被偶然发现，这使得肾癌患者有机会在肿瘤很小时就能得到及时的诊断和有效的治疗。

"从您的CT片子上可以看到，右肾有一个4cm左右的肿块，根据现有的证据来判断，我认为肾肿瘤的可能性非常大，但最终确诊需要依靠术后的病理结果。"我指着片子上肿瘤的位置，向老张解释道。

老张显得焦虑起来，有些不安地问道："那现在情况严重吗？需要怎么治疗？我还能活多久啊？"

我明白，此时此刻医生的每一句话都会深深影响患者的心境，尤其是对于初次就诊的肿瘤患者，除了要在诊疗方面提出专业性建议，还需要对他们进行人文关怀和安慰，从而引导患者敢于面对疾病，积极配合治疗。"现在应该是肿瘤早期，好在发现及时，目前还没有向远处扩散转移的征象。但毕竟怀疑是恶性肿瘤，建议尽快手术治疗，"我继续宽慰了几句，"您先别太紧张，现在还远远没有到谈及生死的时候。大部分早期肾癌患者通过手术治疗，可以达到治愈的效果。"

听到这些，老张紧锁的眉头舒展了一些。开完术前常规检查，留下老张的个人信息，开好住院证后，我默默目送他离开诊室。老张比来的时候背挺直了一些，似乎心里有了些许着落。

二

再次见到老张，是我们在病房讨论手术方案的时候。他的右肾肿瘤并不是很大，直径约4cm，但位置却很深，这样看来似乎最适合的手术方式应该是肾癌根治术，可以确保肿瘤的完整切除，而且术后不会出现出血、漏尿的并发症。弊端是切除一侧的肾脏可能会影响肾功能，但如果对侧肾脏功能正常，完全可以维持正常的肾功能和血肌酐水平。然而，命运却和老张开了个小小的玩笑，术前的肾血流功能显像检查结果显示，老张的左侧肾脏功能并不完全正常，左肾功能37.9ml/min·1.73m^2，那么，老张在肾癌根治术后出现肾功能不全的风险就会升高，如果对侧肾脏的功能无法代偿或发生病变，甚至会进展至尿毒症被迫接受透析治疗。

为了最大限度为老张保留足够的肾功能，我开始认真考虑肾部分切除术的可行性。这种手术方式仅切除肿瘤，然后缝合创面，从而可以保留肿瘤周围的正常肾组织，最大限度保护患者的肾功能。但由于老张的右肾肿瘤位置较深，位于肾脏中央的重要血管和收集尿液的肾盂、肾盏很有可能在切除肿瘤时被损伤到，手术难度较大，不仅是对医生手术技术的考验，还增加了术中及术后继发性出血等并发症的发生风险。而且，在保留周围肾组织的过程中，甚至可能导致肿瘤切除不完整，术后很快出现肿瘤复发转移，这更是本末倒置，不利于患者的预后。

面对如此风险，我一时难以决断，这种肾部分切除术的难度是个挑战，而且还要承担着术后并发症的风险，远不如直接选择肾癌根治术简单直接。但确保患者最大程度的获益是外科医生在手术决策前必须要慎重考虑的第一原则，考虑到老张术后的长期获益，我决定尝试在完整切除肿瘤的前提下，将右肾保留下来。于是我将两种手术方案的利弊向老张一家人做了详细说明，并征求他们的意见。

老张和家人的态度非常一致："主任您费心了，我也倾向于保留肾脏功能的手术方案，我们相信您的医术和团队的能力，潜在的风险您解释得很清楚，我们也愿意承担，一切就交给您了！"老张一家人的这番话让我感受到了信任和安心，也坚定了我啃硬骨头的决心和信心，最终决定：机器人辅助腹腔镜右肾部分切除术！此时此刻，我和老张是同一条战线上的战友，切除肿瘤，保住肾脏！

　　手术过程非常顺利，肿瘤切除得完整且彻底，术中快速冰冻病理证实为肾透明细胞癌，切缘阴性说明没有肿瘤残留，创面缝合也非常满意，术中出血量不多。第一步有效控制肿瘤的目的已经顺利达成，下一步的重点就转移到并发症的识别和处理上。

　　为了安全起见，我让老张术后绝对卧床休息了2天，术后第3天正常下地活动，也恢复了正常饮食，肾周引流量也日渐减少直至顺利拔管。老张术后恢复得不错，表现出了久违的轻松，还用自身的经历鼓励着同屋病友。但我仍不敢全然松懈，因为在术后1周左右，由于组织水肿的消退或创面脱痂，仍有出血的风险。

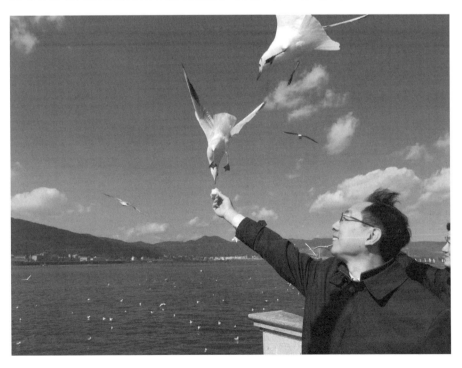

　　果然，在术后第7天，我一直担心的事情还是发生了。老张开始尿血，血常规提示血红蛋白水平下降，B超和CT显示右肾周围出现了血肿，种种迹象说明：右肾创面出现继发性出血。我立即要求老张继续绝对卧床休息，同时应用止血药物、抗感染药物对症治疗，监测血红蛋白水平和生命体征，密切观察病情变化，必要时及时输血纠正贫血。面对并发症，老张却不像术前那样不安与焦虑，他认真地说："纪主任，您和您的团队为了我能得到最好的治疗效果，付出了那么多努力，我都看在眼里。有你们保驾护航，我很安心！"

　　有什么能比这番话更让医生感受到自我价值呢？然而，看着积极配合治疗的老张，我的心里却没有那么轻松。如果保守治疗仍然不能有效控制出血，可能就需要进行二次手术止血，甚至需被迫切除好不容易保留的右肾，那么之前的一切努力都付诸东流。幸运的是，老张很争气，继发性出血很快得到控制，经过治疗后血尿症状消失，血红蛋白水平稳定且逐渐回升。老张最终顺利出院，我长舒一口气，心中的石头也终于落地。出院当天，老张送来了锦旗，上面写着"仁心暖病患，医术妙回春"，一个劲儿地说着感谢。那天窗外的阳光很明媚，给人以温暖的力量！

　　踏入杏林以来，我已行医三十多年，经手的病例各种各样，有的平稳，有的则比老张的病情更为复杂，过程也要更加凶险，但医者正是要在这种风平浪静和大风大浪的交替洗礼中才能不断成长，磨炼自己的意志，锻炼自己的医术。唯一不变的是那颗医者仁心的初心，和全心全意为人民服务的使命，历尽铅华而不改，时时刻刻从病人获益最大化的角度出发，以过硬的医术为病患治疗疾病、缓解病痛、安慰心灵，如此方能不负医者之名，不负身上白衣，不负医者之初心，不负医者之使命！

作者简介

纪志刚

北京协和医院泌尿外科主任，学科带头人，主任医师，教授，博士生导师。

中华医学会泌尿外科学分会常委，中国医师协会泌尿外科分会副会长，中国医师协会男科分会副会长，世界华人医师分会男科分会候任会长，北京医学会泌尿外科学分会副主任委员，北京医学奖励基金会泌尿外科专家委员会主任委员，中华医学会泌尿外科学分会微创学组委员，北京医学会泌尿外科学分会机器人学组副组长，国家食品和药品监督管理局药品审评中心审评专家，中央保健局保健会诊专家。

《中华泌尿外科杂志》《中华医学杂志》《临床泌尿外科杂志》《现代泌尿生殖肿瘤杂志》编委，《中华外科杂志》《国际外科学杂志》通讯编委。

获中华医学科技奖、华夏医学科技奖，主持完成多项临床科研工作，先后发表专业文章200余篇，编写专著6部。

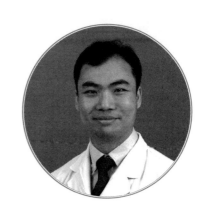

28

发烧二三事

马明圣

● 儿童发烧是再常见不过的症状，但每次发烧的源头，都藏着
 各不相同的病因，而每个发烧的宝宝背后，又藏着他小小人
 生的经历和故事。很多时候，儿科医师可能是他心声的第一
 个倾听者，也可能是唯一能读懂他故事的人。

说起儿科，大家时常会加一个"小"字。"小儿科"三字连在一起，除了能够表示我们这个关照儿童健康的科室，还常在俗语中表示"价值小、不值得重视的事"。有时候，人们会调侃儿科医师看的多是些"小"毛病——跟外科的惊险、内科的繁杂比起来，儿科不就是常看些"发烧、咳嗽、拉肚子"吗？

这句话正确与否我们暂且不论。作为一个儿科医生，我职业生涯中确实有不少时光都围绕在"发烧"二字周围。今天，我便来说说我与发烧的小朋友的故事吧。

一

第一个故事，已经过去10年了，但我每次回想起来，总觉得一切都记忆犹新。那是一个来自海南省的15个月大的小朋友，她来

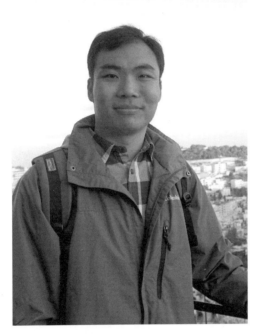

我们医院前已经发烧一个多月了。经过了抗病毒、抗生素、丙种球蛋白等治疗，病情却越来越重，一开始孩子还能走路，等到后来连下地都不行了。

孩子的家长心急如焚，一到我的诊室，就拿出了厚厚一沓检查单。我稍稍安抚他们，开始详细询问孩子的病情。体格检查时，我发现孩子特别易激惹，双下肢力量正常，却不能站立，一站就剧烈地哭个不停。撕心裂肺的哭声回荡在诊室里，让人听着非常心疼。

我仔细看着她的每一个化验单，一个个熟悉的符号：白细胞、红细胞、血小板……忽然间，一个小小的异常数字吸引了我的注意力。这孩子血常规中嗜酸性粒细胞的计数有些偏高。"激惹、发热、嗜酸性粒细胞升高"，我的脑海里忽然间闪过一个念头——会是寄生虫引起的吗？这个小女孩儿是不是得了嗜酸性脑膜炎？

我赶紧追问病史，可孩子的家长左思右想，始终想不起什么时候可能接触过寄生虫。

不过不要紧，还有个检查项目，能帮我最终解开真相。我给小朋友安排了腰椎穿刺，腰穿针刺入、测压——很显著的颅压升高。我的心中更有把握了，觉得脑炎的诊断八成没错了。没多久，脑脊液细胞学的检查结果也回来了，镜下发现了大量的嗜酸性粒细胞。

确诊嗜酸性脑膜炎后，接下来的治疗就很顺利了。用药3天后，孩子的体温恢复正常，很快就可以下地走路，经常带着一脸天真的笑容，跟在我们医生护士后面。孩子出院后，我与她的家人继续保持联系，坚持随访了近一年。孩子生长、发育都正常，再也没有出现不适。

嗜酸性脑膜炎多见于成人，多是因近期进食了全生或半生的螺肉引起，主要表现为发热、头痛，皮肤感觉异常或肢体麻痹，畏光、复视等症状。但这个病在婴儿中还是很罕见的，加上孩子不能诉说肢体麻木等感觉，导致嗜酸性脑膜炎在小儿身上临床表现不典型，极大地增加了医生的诊断难度。

回看这个病历，其实许多线索都隐藏在孩子的信息之中。首先，这个小患者来自海南省，当地属于引起嗜酸性脑膜炎寄生虫病的高发区。其次，婴幼儿不能表达自己的具体不适，医生只能通过观察哭闹轻重情况，推测不适的部位。孩子一站立就剧烈哭闹，可能是因为下肢的感觉异常。最后，哪怕是最简单的化验检查，也不应轻易放过。她的外周血嗜酸性粒细胞升高就是一个重要的提示，也是揭开谜底的关键。

　　我后来常常回想这个病例，它就像一盏小小的明灯，时时提醒我细节的重要性。对于医生来说，再常见的症状检查都疏忽不得。无言的小病人会用发热、哭闹这些信号向我们求助，对于儿科医师来说，最重要的就是永远倾听小病人的"诉说"，抓住他们能够给出的每一处线索，争取每一次都能拉着他们的小手，找到病因、驱走病痛，把他们健康地送回父母怀中。

二

　　第二个故事发生在一个冬日的深夜。那天我在急诊值班，诊室里来了一个一岁的宝宝。患儿此前发热三天，伴有些轻微的咳嗽流涕。这是他出生后第一次发烧，家长很是着急。

　　我仔细为孩子查了体，诊断为上呼吸道感染（普通感冒）。这原本是个小病，但这对新手爸妈依然被孩子的高热搞得心绪不宁。我耐心地告诉他们回家后应如何处理，还需注意哪些事项，等等。一番讲解下来，家长焦虑的心情终于慢慢平静下来。

　　这或许是我们儿科门急诊最常见的情形，初为父母的家长面对宝宝第一次生病，哪怕只是小小感冒，也总是很惊慌。诊病开药之外，"常常安慰"就成了我们的主要工作。

　　孩子走之前，我决定再看看他的身体情况，以免遗漏什么。我拉起他烫烫的小手，忽然发觉他手腕皮肤纹理中有条细细的金黄色条纹，就像是带着条极细的金手链。

　　我询问家长有否注意到这个特殊现象，对方摇摇头，说家中没有金色彩笔，也不知道这是在哪里沾上的。

　　我开始向家长解释这条"金手镯"的特殊之处——比起让家长焦躁不已的发热，这条金手纹要令人担心多了。一岁婴儿手腕皮肤出现黄色条纹，这让我很快想到了先天性脂蛋白代谢异常的可能。后续的检查印证了我的推测：血液生化检查结果提示胆固醇明显升高。我又为孩子安排了基因检测，经过外显子测序发现，ABCG5基因存在2个致病变异——这个宝宝被诊断为植物固醇血症。

　　植物固醇血症是一种常染色体隐性遗传性脂质代谢性疾病，颇为罕见。如果不予治疗，患儿会因为谷固醇等植物固醇代谢障碍，导致血清谷固醇、豆固醇含量异常升高，引起黄色瘤、早发心血管疾病、溶血性贫血等病变。这种疾病如果不能有效控制，青壮年时期死亡率很高。

　　因为一次普通发热带来的缘分，我与这个罕见病宝宝意外相遇了。目前，他的家长定期带他到我的门诊随诊，经过饮食控制，血脂已经控制在正常范围。植物固醇血症如果诊断及时，通过严格的饮食控制，就能让宝宝避免严重的并发症，相对健康地长大。

儿童发烧是再常见不过的症状，但每次发烧的源头，都藏着各不相同的病因，而每个发烧的宝宝背后，又藏着他小小人生的经历和故事。很多时候，儿科医师可能是他心声的第一个倾听者，也可能是唯一能读懂他故事的人。

　　"小儿外科之父"张金哲院士曾说："我们要为家长解决问题，给孩子解决痛苦，目标是儿无痛、母不悲。"这句平实的话，一语道出了儿科医生脚下的路，以及未来的方向。

　　儿科看似平凡，但同时也非常崇高。在儿科医生心里，没有任何疾病应该被看成"小儿科"。有时候，儿科的疾病复杂程度比大人所患疾病更甚，即便是医生眼里那些普通的"日常二三事"，也因为儿科疾病背后关联的家庭，而变得至关重要。

作者简介 ❤〰〰

马明圣

北京协和医院儿科主任助理，副主任医师。

中华医学会儿科分会内分泌遗传代谢学组委员，中华医学会医学遗传学分会青年委员，北京医学会医学遗传学分会委员，北京医学会儿科分会青年委员，北京医学会罕见病分会神经肌肉学组委员。

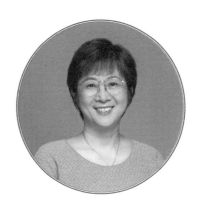

29

我们，一起走过

曾学军

- 对于医生而言，患者的生命之托，重于泰山；患者的康复，
  是最好的馈赠。

六月的一个晚上，夜已深，朋友圈突然看到一条状态："今日10：38—15：23是我近五年精神最紧张的时段，也是创了和系主任谈话时长新高。"看到这句话后面的学士帽表情，我高兴地问："啥时候毕业？"答："8月就能拿到毕业证书啦，成功申请到9月本校东亚学研究生，准备再战两年。"

我仿佛看到她兴奋的笑脸，欣慰又心疼地说："格格，加油，保重！"

这是一个在H国读大学的孩子，经过多年的努力，终于要毕业了。"就想要帮助她读完大学"的我，看到这条状态，一下子精神了。来不及等到明天，夜深人静时，我把这条朋友圈里的消息截屏，发到名为"关注细节"的群中，群里是我各个科的朋友。没想到，夜猫子还真多：

"太赞了！为格格加油！"

"所有的努力都值了！"

"只要临床往前走，我们一定不计一切代价挺大家！"

"有一天早上在医院看到她，自己去做放疗，真的不容易啊！心疼孩子。"

这个牵动大家心的孩子小名叫格格，是我们在2016年春节后，齐心协力，为之"搏一把"的病人。5年前我和同事们携手救治的一幕幕像电影画面那样鲜活，至今令我记忆犹新。

那时候，我们普通内科刚从协和西院区迁回东院区。在普通内科成立和发展的12年时光里，我们得到了来自兄弟科室的大力支持。回到东院区，前接急诊、后联内科重症医学病房，给内科兄弟科室做平台是我们学科的临床定位。

2016年4月9日，一早上班，心内科张抒扬教授打电话给我："学军，急诊有个多科会诊，是个年轻女孩儿，病情危急，你去看看吧。"

赶到急诊后，我开始了解患者的情况。

两个月前，在H国读大一的格格突然不对劲了，常常搞不清楚自己在哪儿，和家人视频时也有些词不达意，家人以为是学习压力过大，就让她回国休息一段时间。没想到，她的精神状况越来越糟糕，更让人担心的是，检查发现格格的腹部有个巨大的包块。4月1日，家人陪她来到北京协和医院急诊科，刚到分诊台，格格突然倒

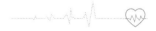

下，呼之不应，牙关紧闭，四肢强直，口吐白沫，数十秒后自行恢复，10余分钟内反复发作4次，被直接送进急诊抢救室。

由急诊科、神经科、基本外科、内分泌科、麻醉科组成的多科会诊已经进行过多次了。格格神志不清，血糖飙高，上着呼吸机，大家讨论认为，这一切都和腹部的肿瘤有关。然而，肿瘤性质尚不明确，瘤子可能具有内分泌功能，如何考虑手术方案？肿瘤体积巨大，紧挨肝、胃、胰、脾及左肾，有可能切掉肿瘤吗？患者神志不清，反复抽搐，可能与高血糖有关，更可能是肿瘤对神经系统的影响或肿瘤的远程影响（免疫反应、副肿瘤综合征），但即使切掉瘤子，人能醒吗？患者为熊猫血，患者的血色素、血小板也开始下降，这样的病人手术能扛得下来吗？

大家看着这个正值青春年华的女孩，很想帮助她。但多个专科问题都很严重，盘根错节，每走一步都风险极大。各个科的会诊医生都在思考该如何平衡孩子的情况。

当我们向格格的父亲交代病情时，他轻轻地说：

"不用跟我们多谈，我们充分相信医生，您说怎么做就怎么做。"孩子的父亲看上去极其疲惫，爱女突然的病情恶化对他打击极大。

我们谨慎地斟酌用词，尽量避免刺伤父亲悲痛欲碎的心，但又必须要讲清楚病情的复杂和凶险，"孩子的情况不太乐观。一来可能抢救不过来，更有可能的是，即便手术把肿瘤切下来，也许，人就醒不过来了……"

"我只要女儿在，"他说，"我相信你们。"他深刻的父爱以及对医生的信任深深触动了我。"把孩子收到我们普通内科病房吧。我们努力配合大家，做好准备，调整血糖，加强支持治疗，尽最大的努力，争取手术机会！"

会诊的同事们都很感动，基外总值班请来了基外的李秉璐教授，李教授亲自查看病人，认真阅读腹部CT。随后，她坚定地说："这个瘤子能切下来！"李教授又请来她的老师郑朝纪教授，一同商量手术方案。

"太好了！需要做哪些准备，您说！管理好血糖，做好麻醉，考虑细节，充分备血……"

半小时后，相关科室的朋友们被我召集到"关注细节"群里，大家一起努力，为格格的手术做准备，再一次的多科会诊后，郑老师亲自向家属交代了手术风险、手术后孩子的各种情况。

手术前，病房团队的小伙伴们细细微调，纠正了格格的电解质紊乱，稳定血糖。神经科的陈琳老师和关鸿志医生认为，患者的神经系统表现可能是副肿瘤性的，也就是说体内有肿瘤，其产物造成了自身免疫性脑炎，于是我们加上激素、静脉用丙种球蛋白（IVIG）拮抗肿瘤导致的免疫损伤。因为孩子是熊猫血，输血科甘

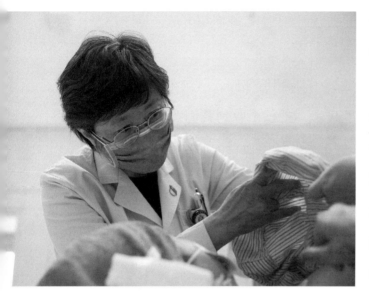

佳主任积极进行血源支持，还得到了很多志愿者的爱心帮助。麻醉科李虹老师在主任们的支持下，仔细安排手术前后的各种细节。终于，在大家的共同努力下，格格在收入病房后的第三天，被推进了手术室。

郑老师是我在基外实习时的老师，时隔三十年，我又进到手术室，再看郑老师站在手术台前，郑老师一助，秉璐主刀，手术室的黄金搭档！外科医生的内心世界我不知道，在我看来一切都是那么流畅，一如行云流水，巨大的瘤子终于切下来了！手术后，孩子被送到了ICU病房，我去看她，遇到了不约而同赶来的"关注细节"群里的几位朋友。她的一点点病情变化，都牵动着大家的心。

"她生命体征平稳，引流量不多，血小板恢复正常。""我在床旁询问、说话，她眼睛睁了一下，ICU大夫说要再镇静深一点儿，我真的希望她能听到我的声音……"我不断向群里的朋友们报告孩子的一点点进步，排气了，脱机了，醒来了，没再抽搐。孩子回到我们病房了，能说出爸爸妈妈的手机号码了，认识人了，下地了……

我们都为格格的好转而倍感欣慰。与此同时，病理科梁智勇主任对切下的组织加急制片，亲自阅片。入院后，核医学科霍力主任使用不同的示踪剂为格格做了PET-CT的检查，常见的内分泌肿瘤的特点这个大瘤子都没有表现。内分泌科的童安莉教授根据影响血糖的内分泌激素的特性找来特殊的抗体，配合病理科确定了肿瘤的内分泌特性，以最快的速度给出最终诊断"胰腺混合性腺泡内分泌癌"。但文献报道"这是一种十分罕见的恶性肿瘤，具有侵袭性，中位存活率18个月，5年存活率<10%……"

我把最终的病理诊断发到群里。秉璐轻轻地说："孩子的父母正沉浸在孩子手术平安、神智恢复的幸福里，让他们享受一个快乐的周末吧。"

作为一个工作30年的医生，我对于本专科的病人，或者常见内科疾病的病人，也有一定的诊治经验了，病情的发展、治疗的收放，大致也有些心得，但对一个外科手术后的病人、肿瘤的病人，我几乎没有经验。在格格手术后的五年里，我一直陪伴着她的诊疗：学习如何做一个家庭医生，帮助患者协调资源，和她及家人一起学习有什么样的治疗可能、治疗的风险、治疗的获益，共同决策如何取舍；向同事学习如何随诊这样复杂的患者，有何诊疗进展，如何对待治疗这把双刃剑等；学习如何站在肿瘤患者和家属的角度考虑问题——为了给孩子一个平静的生活，减少痛苦，在手术后他们不再积极争取化疗的机会，但也是为了孩子的生命，当再发现肿瘤转移后，他们迫切寻求医治；以及如何理解和转达介入科杨宁大师对于创伤性治疗带给患者的伤害可能大于益处的考虑。

在这五年中，我看着这个女孩逐渐恢复，玩滑轮，吃好吃的，慢慢变得更有活力，爱美调皮，但最开心也最感动的是格格重返校园了。在这五年里，她的学业进展并不顺利，常要回国接受治疗、复查，特别是去年的新冠肺炎疫情，让出国求学愈发艰难。在我都觉得艰难的时候，孩子却积极、乐观地面对这一切，而且变得越来越阳光……直到我看到她即将毕业的消息，我心里突然想起一首歌的歌词：请让我来帮助你，就像帮助我自己！

本书征集文稿时，我就在想，我要写写格格的故事，但如何下笔，我真的觉得好难，于是我告诉格格有这样一项作业我要完成。

她说："也写一写我的故事呗。希望通过我的故事可以让更多病人能充分理解医生的工作，信任医生，缓和一下医患关系。同样我现在身心状态特别好，希望也可以激励病人不放弃自己的生命。"

我说："你知道吗？我其实并不知道我能不能帮到你，但当时就有一个很强烈的愿望，想让你把大学读完。"

"是的，我也特别感谢您，结合我的身体状态，给出我中肯的意见。我之前偷偷搜过医学杂志，看到过关于我当时病情的文章，看过之后又从另一个方面了解到了我自身疾病的情况。之前还很任性，生病之后遇到了很多给我人生启示的朋友、老师、长辈，我现在状态这么好，也是因为他们给了我太多的帮助和激励。"

"我对你的疾病并不懂，但我很想帮助你，协和医院有很多的朋友和我一样，愿意一起尽力去帮助病人。帮助病人，成功了，对我们而言，没什么，那是应该的；更多的时候，我们是在反思，有没有没做好的地方，有没有细节被忽略，下次我们能不能做得更好一些。"

"是的，上次去看了放疗科苗政医生的门诊，我后面的患者和我一样的疾病，我看到了他也在看您的门诊记录。我还在心里想，有我这个先例，您对这个疾病的治疗一定胸有成竹。这些年来我感觉真的经历了很多苦难，父母家人也在这段时间太辛苦，我现在还在慢慢让自己变得更好。我有一个好状态，也能让父母家人心里不那么难过。感谢您陪我走过了人生最重要的时期。""一直陪着"，我轻轻地输入这几个字。

"谢谢格格，你也让我学习到很多，学习陪伴病人、协调资源、建议取舍。我更从你的积极成长中感受到我们要不断努力帮助病人。只是我的文笔不好，写出来只能是平实地反映我的感受。"

"我觉得平实反映是最好的，再华丽的辞藻也不一定能表达出您对病患的感情，反而平淡更能让人感到其中的温情。"

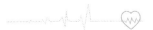

在我的临床生涯中，很少有这样与患者的深度对话。五年里，格格的信任，让我与她一起走过；与格格的对话，给了我最大的鼓励，让我记下与她的故事。对于医生而言，患者的生命之托，重于泰山；患者的康复，是最好的馈赠。但是，医学并不是万能的，做医生，得到患者的信任，会激励医生真正去体会、了解患者的需求，给她最适宜的帮助，这其实也是患者给医生的滋养，教会医生放下骄傲，更懂得"有时是治愈，常常是帮助，总是去安慰"。

（在格格手术后出院不久，她爸爸作为志愿者做了北京协和医院临床教学的标准化病人，帮助我们一起培养协和未来的医生。）

作者简介 ♥〰

曾学军

北京协和医院全科医学科（普通内科）主任，主任医师，博士生导师。

1986年毕业于湖南医学院后一直在北京协和医院工作。曾先后出国学习三年，稍开眼界，更在乎行医为人，不忘初心。专注临床三十余载，如履薄冰，如临深渊，细微之处不敢疏忽。临床教学乐此不疲，高深技能未能附身，问诊查体不敢怠慢。科学研究从无到有，虽不深入但似有感悟。愚钝多年，渐悟导师张乃峥教授赠语："学而不思则罔，思而不学则殆。"2004年以来在普通内科执事，深得兄弟姐妹相助，在内科–风湿–内科–全科医生转型中"有时是治愈，常常是帮助，总是去安慰"，和不同的患者一起走过，感谢信任，学习很多。

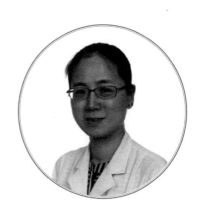

30

信任与传递

朱惠娟

● 我始终觉得，医生和患者之间的关系就像战友，保持医者的
纯粹和善良不仅会让医患关系更加坚实，也会让这种积极正
向的能量不断传递。

医生的一生是和疾病斗争的一生。我们经历过无数次跌宕起伏、险象环生的战役，曾捷报频传，也曾屡屡受挫。幸运的是，我们能感受到患者的信任和坚持，也正是这份信任，激发了我们心中的责任感和进取心。我始终觉得，医生和患者之间的关系就像战友，保持医者的纯粹和善良不仅会让医患关系更加坚实，也会让这种积极正向的能量不断传递。

　　记得在2005年我作为主治医师第一次独立管理病房时，收治了一名15岁的患者。这个男孩儿因突然出现多尿、多饮和生长停滞就诊，在当地医院已经进行了较为完整的检查和检验，发现垂体柄上有一个结节样的占位，正是这个病变导致了全部垂体功能的障碍。垂体是全身多个内分泌腺体的司令部，患者因此出现了包括生长发育停滞、甲状腺功能低减、肾上腺皮质功能低减和中枢性尿崩症等一系列临床表现。

　　可是，这个结节是什么？是肿瘤还是炎症？垂体柄解剖位置的深在使得活检难度和风险很大，病因不明确导致在当地的诊断陷入困境。儿童青少年垂体柄上的占位以肿瘤性疾病更为多见，因此当地医生建议，按照最常见的生殖细胞肿瘤进行诊断性放射治疗。考虑到男孩儿是家中的独子，这个诊治建议让家长难以接受，如果放射治疗没有反应，接下来怎么办？放射治疗会造成垂体功能特别是生育功能不可逆的损伤吗？就这样，一家人抱着最后的希望来到北京协和医院，希望我们能给出更加确切的诊断和治疗建议。

　　随着国家医疗水平的飞速发展，医院间诊疗水平的差异在不断缩小。这个难题对我们来说同样是个挑战。不能进行病理活检的情况下，我们也难以确认病变的性质，也就不能选择针对性的治疗方法。于是，我们开始努力寻找提示病因的蛛丝马迹。

　　查体时发现，这个男孩儿的甲状腺明显肿大，质地韧，但当地的超声检查已经诊断为"慢性淋巴细胞性甲状腺炎"，似乎和垂体没什么关系。同时发现了患者胸部有个小疤痕，追问病史是发病前曾经在打篮球时出现了气胸，在当地进行修补后就缓解了。垂体柄的结节——甲状腺肿大——气胸，这些看似并不相关的疾病为什么会同时出现在一个花季少年的身上？这些是巧合还是背后有潜在的联系？医生诊断疾病最重要思维方式之一是一元论，就是尽可能地用一种疾病解释患者临床表现的全貌。于是我提出能不能针对患者肿大的甲状腺开展深入检查，因为甲状腺的解剖位置就在颈前的皮下，位置表浅，可以通过穿刺或外科的活检获得标本进而进行病理检查。

这个想法并未获得家长的认可。男孩儿的妈妈认为，孩子的甲状腺肿大已经通过超声有了明确的诊断，他们来北京是为了解决垂体的问题，不想耽误更多的时间在甲状腺上，而延误了垂体的病情。于是，针对这个疑难的患者我提请了全科大查房，也提出如果没有病理诊断，我们能做的也是诊断性的放疗，而难以逆转的垂体功能异常会让这个孩子不得不终身使用激素替代治疗。全科的讨论结果支持了我们的想法，随后的医患沟通更加顺畅，因为家长感受

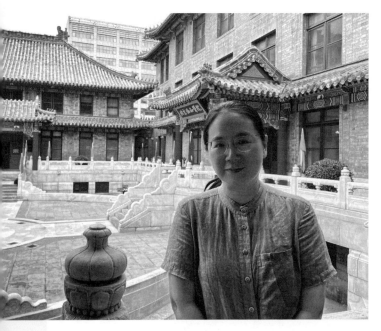

到了科室对孩子病情的重视，诊治决策的出发点真正是为了孩子。一周后，甲状腺穿刺的病理结果出来了，这个男孩儿患上的竟然是非常少见的朗格汉斯细胞组织细胞增生症。而这种血液系统疾病的特点恰

恰就是多器官多系统的受累，包括垂体和肺。

随后，患者快速转到血液科开始规范的化疗。我每天都会跑到血液科看这个患者，化疗后几天患者的甲状腺就不断在缩小和变软，规范的治疗让他的病情得到了全面的治愈，包括垂体柄上小结节缩小、消失，垂体功能逐渐恢复，并逐渐脱离了所有激素的替代治疗。此后，他开始了规律的随访，每隔一段时间，就要往返于故乡与协和医院。在我们的共同努力下，他终于成为人群中一位健康、阳光的少年。

故事并未就此结束。过了几年，男孩儿在高考结束后来到协和医院随诊。他告诉我，说自己要报名医学院，这些年的就医经历让他喜欢上了医院的环境。就在两年前，我受邀到一家医院做讲座，竟然收到了这个小患者的微信。此时的他已经是一名外科医生了。

"朱大夫，我看到微信推送你周末要来我们医院讲课。"

"是呀，就是讲你曾经患的这类疾病，"我说，"要不我就讲讲你这个病例吧。"

"好啊，我会坐在某个角落里听。"

在讲座的最后，当我说这个小患者已经成长为我们中的一员，在场的听众无不为之感动，我的心里同样深受触动。在回北京的路上，我收到他的微信："听了当年协和团队的治疗细节，我好感动。医生的投入会改变患者的一生，我要努力做一位好医生。"我相信他能做到。同时，越来越多垂体柄病变诊断困难的患者也推动了协和垂体多学科团队的创新，今天神经外科的垂体柄活检技术已经让诊断不再是困难。

蓦然回首，自己做医生已经有26年了，遇到多少患者已经无法计算。年轻时，对前辈师长所说的"如履薄冰，如临深渊"并无太多感觉，而现在越来越体会到这句话精准地描述了临床决策时的感受，越来越懂得医者仁心的可贵。医院大平台的支持和前辈师长的引领让我们从"小大夫"成长为骨干医生。前辈言传身教，在一言一行中熏陶着一代代青年医师。这种仁爱、慈悲和奉献的人文精神不仅在协和人中传递，也在不断地向社会传递。

作者简介 ❤〰〰

朱惠娟

北京协和医院内分泌科常务副主任、临床博士后项目办主任，主任医师，博士生导师。

中国垂体瘤协作组常委兼秘书，北京医师协会内分泌专业医师分会副会长，中国医师协会青春期医学专业委员会副主任委员。

毕业于华西医科大学，1995年起于北京协和医院从事内分泌疾病的临床诊疗和基础研究，师从史轶蘩院士、金自孟教授和邓洁英教授，专注下丘脑-垂体疾病、儿童生长发育和肥胖等领域。

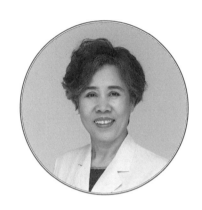

31

前进的动力

李玉秀

● 医生的成就感来自于为患者解决了实际的问题。虽然我们对
医学认识得还不够充分，很多问题还找不到解决的办法，不
管是诊断还是治疗，都存在很大的不确定性，或者没有很好
的办法，可我们必须一直努力。患者的信任，是作为医者的
我们努力和前行的动力！

如常的门诊。一个24岁的女性前来复诊。一周前，她在门诊进行了各项化验检查，没有发现异常。从外表上看，这个姑娘除了身材微胖，并没有什么特别的地方。我问她："各项指标都是正常的，为什么来化验啊？"

　　姑娘的回答令我很意外。她说："李大夫，你是个很神奇的医生啊！"

　　我很好奇，问她为什么这么说。接着，她向我讲述了自己陪母亲看病的故事。

　　半年前，这对母女来到我的门诊。患病的是这个微胖姑娘的母亲，她患糖尿病和高血压已经3年有余。降血糖的药物使用了3种：二甲双胍2片一天三次、格列苯脲2片一天1次、阿卡波糖1片每天3次，很认真地服药，加上控制饮食和锻炼身体，可血糖就是降不下来，空腹血糖在8~9mmol/L，饭后的血糖则更高，经常达到

15~18mmol/L。血压很高，服用两种降血压的药物，氨氯地平1片、缬沙坦1片，可血压依然在140~150/90~110mmHg。

我仔细询问了病史，没有发现特殊的情况，但在体格检查中又有了一些新发现——患者和普通的2型糖尿病和高血压的患者相比，同样是偏胖的体型，可是她的脸确实更圆，腹型肥胖更明显，四肢相对细小，皮肤偏薄……一番询问下来，患者告诉我，她经常出现磕碰后的淤青，发现颈部两侧锁骨上的脂肪堆积得更为明显。这些发现令我想到，在高血糖和高血压的背后，是否还藏着其他的疾病呢？有可能是库欣综合征吗？

库欣综合征是肾上腺分泌过多糖皮质激素而引起的综合征，又称为皮质醇增多症。相较于2型糖尿病和高血压大大少见，却有着特殊的表现，如我们通常说的满月脸、水牛背、向心性肥胖，可以合并高血糖、高血压、骨质疏松等，主要病因为垂体瘤、异位的肿瘤或者肾上腺的肿瘤。有时候患者的临床表现并不都很典型，可能只有某些方面的表现。这名患者以糖尿病和高血压为表现，且血糖和血压很难用常规的手段控制。当临床遇见比较难以控制的高血糖或者高血压的时候，我们要更关注查体和实验室检查，看看患者是否有其他的可能性。

接下来，围绕着患者的病情，我们安排了一系列检查。检查发现，患者的血清皮质醇水平明显升高，垂体分泌的促皮质激素释放

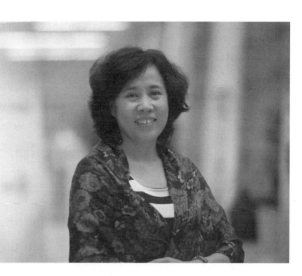

激素水平明显降低，腹部的CT显示左侧肾上腺部位1.5cm的占位，综合考虑该患者的诊断为库欣综合征。

考虑到患者的糖尿病高血压是肾上腺的肿瘤导致，我们在调整控制血糖和血压的基础上，联系患者到泌尿外科进行了手术治疗。针对患者的病情，术后逐步停用了降血糖和降血压的药物，患者的体型逐步变得正常了，人也精神了。患者和家人都很惊奇！本来看糖尿病和高血压，医生却帮她找到了藏在身体里的肿瘤，切除了，患者的病全好了。

随后，这个微胖的姑娘拉着她全家人，逐一带到我所在的门诊进行了各项检查。在全家人排除了各种疾病的可能性后，这个姑娘才来为自己做检查。这也是为什么她的身体明明没有异常，却要到门诊来检查，这当中也体现了患者对我们的信任。

写到这里，我想起多年前在病房做主治医师时管过的一名患者。他来自沈阳，当时已有50岁。患者注意到自己脸变圆了，网上查找说"脸圆"可能是库欣综合征，遂到当地医生那里就诊。医生并未发现患者的脸圆，在患者的再三坚持下，医生给他开了化验，结果发现，患者的皮质醇水平确实增高，便转诊到协和医院进行了相关的检查和后续的治疗。我们仔细看看，和之前的照片对比，发现患者的脸确实有变化。

这件事给我们的启发就是：有的时候患者注意到的事情我们一定要重视。内分泌疾病很多时候会发生容貌的改变，我们甚至会让患者找来多年前的照片进行比较。

医生的成就感来自为患者解决了实际的问题。虽然我们对医学认识得还不够充分，很多问题还找不到解决的办法，不管是诊断还是治疗，都存在很大的不确定性，或者没有很好的办法，可我们必须一直努力。患者的信任，是作为医者的我们努力和前行的动力！

作者简介

李玉秀

北京协和医院内分泌科副主任，主任医师，教授，博士生导师。

中国医学科学院糖尿病研究中心副秘书长，中华医学会内分泌学会委员，北京医学会内分泌学会常务委员。

《中华内分泌代谢杂志》《中华老年多器官疾病杂志》等编委。

国家医学医师资格考试临床类试题开发委员会委员、内分泌专业组组长。

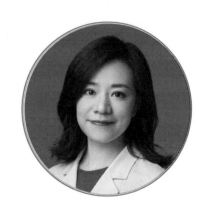

32

坚持

于春华

● 我很欣慰，坚持治疗不放弃，坚持努力再努力，病人预后
好比什么都令人开心。

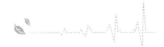

  望着满满两盆子的空安瓿，我终于呼出了一口气，两条腿因为站了整整15个小时而有些发抖。倦意席卷而来，同时涌上心头的是对刚刚送到ICU的病人未来的担心。

  在这场战斗开始之前，整个团队没有人预料到它会如此艰苦。40岁的海涛，心脏上长了一个嗜铬细胞瘤（学名：副神经节瘤）。嗜铬细胞瘤最常见于肾上腺组织，长在心脏上的真是少之又少，是一个非常罕见的疾病。这个肿瘤释放儿茶酚胺，会引起头疼、心悸、大汗等症状，而心脏副神经节瘤还可能压迫心脏结构或者冠脉而引起相应的症状。查阅文献时发现，世界上报道该病的医学中心也都是个案报道。而在北京协和医院，我们在遇见海涛之前，已经积累了10例心脏副神经节瘤切除的经验，在世界上也属于例数非常多的医院。

  海涛是从外院转诊至协和的。按照常规，病人由内分泌科收

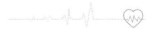

住院，进行各项术前检查和药物准备。准备手术前，医院组织了会诊，心外科、内分泌科、心内科、泌尿科、麻醉科、ICU、放射科、手术室、血库等科室参加了多科会诊。海涛除了心脏上的副神经节瘤，在颈动脉和腹主动脉旁还各长了一个副神经节瘤，但是心脏上的副节瘤压迫冠状动脉左主干，并引起左主干90%狭窄。我们要考虑的首要问题是先做哪个副节瘤，泌尿外科建议因为心脏副节瘤压迫左主干，所以先做心脏的比较安全。

协和麻醉科从2008年开始正式成立心脏麻醉亚专业，我是第一批加入心脏麻醉亚专业的麻醉医生，2012年成为心脏麻醉亚专业组组长。海涛的病情牵动着大家的心，麻醉科资深专家罗爱伦教授非常关心，亲自过问患者病情。麻醉科主任黄宇光教授进入316手术间看望病人和全体医护人员，并给我们加油打气。内分泌科专家曾正培教授和心内科朱文玲教授都进316手术间进行手术指导工作。海涛前面的麻醉过程相对平稳，我们给他扎了桡动脉、中心静脉，气管插管，做了经食管超声心动图（TEE），一切有序平稳。

但是进入体外循环后，患者的血压越来越不好维持。血压开始缓慢下降，必须依赖血管活动药物去甲肾上腺素（简称去甲）的泵入，血压才能维持。奇怪的是，患者需要的去甲量越来越大，已经是正常去甲剂量的50倍。这已经完全超出了任何教科书和指南，完全超出了我们对医学和这个疾病的认知。怎么办？能不能给这么大

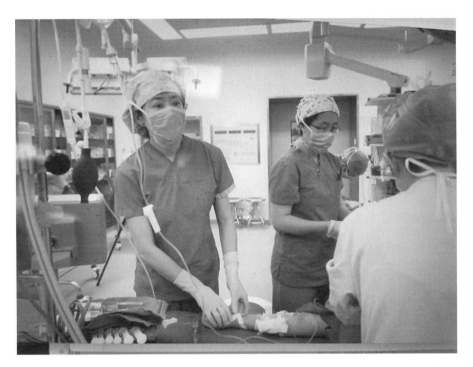

剂量？还坚持用这么大剂量吗？可血压如果维持不住，患者几乎就没有生存的希望了，不断加大去甲的剂量，血压勉强能够维持。

肿瘤长在升主动脉根部和肺动脉之间，还压迫了左主干，切除及重建手术极其复杂，难度极大。转机5小时后心脏复跳，此时去甲的量将近平常剂量的100倍，转机近6小时后，准备停机。

尝试停机后血管活性药物和正性肌力药物剂量都非常大，去甲是用不经过稀释的原液，两个静脉泵同时以最大速度泵入。同时泵入的一共是9种药物。但是，情况并不见好转，我们焦急地处理着，不停地调整药物和剂量，查血气，检查TEE。我们以前做的心脏副神经节瘤患者没有死亡的，这是我们心里的底线，不容突破，也不希望突破。怎么办？台上主刀苗齐教授果断放置了IABP，随后又放置了ECMO。其间整个手术室的去甲都用光了，手术室资深心脏专科护士魏立伟老师专门带领两名护士不停地掰去甲的安瓿并配药，病人依然命悬一线。

术后，海涛进入了ICU。虽然在那里经历了种种术后并发症，但他还是挺过来了——2周后，撤离ECMO；4周后，拔除气管插管，转回普通病房。

麻醉一线惠尚懿大夫术后去病房探望海涛，他瘦了40斤，但是对前途充满信心。后来，海涛顺利出院。

我很欣慰，坚持治疗不放弃，坚持努力再努力，病人预后好比什么都令人开心。

作者简介 ♥〰

于春华

北京协和医院麻醉科心血管麻醉亚专业组组长，麻醉科主任医师，教授，硕士生导师。

中国心胸血管麻醉学会理事，中华医学会麻醉学分会心血管麻醉学组副组长，《中华麻醉学杂志》通讯编委。

擅长心血管手术的麻醉和经食管超声心动图及经胸超声心动图。

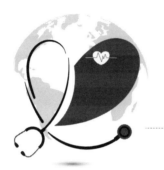

安 慰 篇

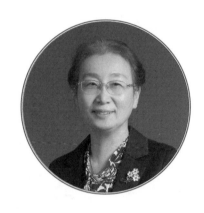

01

和缓医疗——珍享生命的艺术

于健春

● 生命和医学都是有局限的，但幸福能让生命增加宽度和深度。
和缓医疗，何尝不是一种珍享生命的艺术？乐观积极的心态，
会让生命的幸福之花更加灿烂。患者如此，医者如斯。

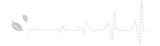

　　漫步人生之路，历经四季轮回中的坎坷与磨砺、付出与收获，一路风景无限，难忘如歌。

　　作为一名女外科医师，我目睹并经历过很多令人感动、难忘的故事，在一次次抢救和手术的成功背后，有我感恩不尽的父母、恩师、亲友、同学、同事，更有患者及其家属们的支持和信任。每逢节假日，与家人同去万安公墓扫墓时，除为逝去的亲人、数位医学家的墓碑洒扫，我也会清扫一位经历传奇的患者的父母之墓，并献上鲜花。因为这位可敬可爱的患者已为医学事业捐赠了她的遗体，现长眠于北京协和医学院。

　　那是一个寒冷的冬天，一位八十一岁高龄的女性患者因胃癌、营养不良等问题，来到北京协和医院老年科住院。我们普外科胃肠专业组应约会诊，评估患者分期为胃癌晚期合并幽门不全梗阻，加上高龄、营养状况欠佳；十年前，该患者在外院曾行乳腺癌手术及放化疗。我们外科会诊建议不宜首选手术治疗，建议和缓医疗（又称姑息治疗）。"和缓医疗"是一种理念，并非以治愈为目的，而是以缓解症状、减轻痛苦、延长有质量生活为目标，国内外均在开展这项措施。换做中国人更容易理解的说法，"和缓医疗"所追求的即我们耳熟能详的"善终"概念。

在我真正接触这位患者时，逐渐发现这位身材矮小的高龄女性患者具有传奇色彩的人生、丰富的知识水平、充满活力的人格魅力，她天然具备一种神圣的使命感，她那特殊的气质令人钦佩、感动。

患者在退休前，是一位大学法语教授。她曾跟随丈夫在驻外使馆工作，随后，五十三岁的她在法国，花了六年时间攻读绘画艺术博士学位。她告诉我，自己的父亲是我国著名画家，所以当年的她给退休后的自己树立了全新的目标：要追随父亲的脚步，去欣赏绘画艺术，度过更充实、更有意义的生活。她确实实现了自己的目标，后来她凭借其学识，成为传播中国文化的幸福使者，促进了国内外艺术交流。而在面对自己的病情之时，她的态度相当积极乐观。她直言了自己的身世经历和家族使命，表示一定配合医护人员，用好有限的时光，继续实现自己的梦想。

然而，现实并不因人的心态而转变。经过胃癌4个标准化疗之后的再评估，原本我们医护人员满心期盼的"转换治疗"带来的奇迹并未出现，也意味着肿瘤化疗降期不理想，并无"根治性手术"的机会。此时如何抉择？是否接受减瘤手术？还是接受和缓医疗、带瘤生存？这也是一直困扰我国医患医疗决策中最常见的复杂问题！孤身前来门诊的她向我提问：

"我还能活多久？我是否能够为父亲办画展？手术后要恢复多久？手术或其他治疗是否会很痛苦？"

那天，她是我门诊的最后一位患者，为此，我与其交流了一个多小时。最终，她下定了决心，表示："我老伴儿已去世，儿女在国外定居，我愿意接受和缓医疗，尽可能不降低生活质量，争取用有限的时间去实现我的人生计划。"

尽管已步入人生之冬，但这位患者在接下来两年之久的带瘤生存时期，以乐观积极的心态配合医疗，努力与癌症抗争共存，同时积极地规划着她的日常生活：每日口服营养素及个人喜爱的半流食，口服化疗药物，在家中通过弹钢琴、舞剑、走步、游泳等坚持锻炼，并且坚持写作，笔耕不辍。数月后的门诊，她突然提出了新的问题：

"于大夫，我可否出国旅游？"

她希望远赴美国出游探亲，飞机行程长达十余小时。我考虑再三，提出为安全起见，她需要购买头等舱，同时需要有家人陪同，且带好药物、备好营养素，只有在做好充分应急准备的情况下，才

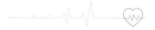

可进行这一尝试。接下来，她的儿子从美国回来接她，母子一同前来门诊。她的儿子在强势母亲面前显得更加温柔、孝顺、理智，但顾虑很多，咨询了我许多问题，例如："于大夫，我会陪妈妈往返，已按照您的要求给妈妈买了头等舱的第一排座位，这样离卫生间最近，但万一在美国出现紧急状况怎么办？"我一一为其解答，并开好备用药，并祝福他们一切顺利如愿！

我在忙碌与牵挂中度过了一个月后，再度在门诊的挂号信息中看到这位患者的名字——她平安回国了！患者兴高采烈地推开我诊室的门，快步上前，与我讲述了她前往的夏威夷，当地绝赞的风景、可口的美食，以及与子孙团聚的幸福时光。这次成功的旅游，让她提出了更大胆的计划：接下来，她准备只身前往海南三亚度假。为此，我按照她的行程及可能出现的问题，再度准备了必备的药物、营养素和层层叮嘱。

三个多月后，患者再次高兴地来到我的门诊。此时的我与她，竟如久别重逢的老友。她拿出了此次在海南三亚享受阳光、沙滩和连续一百零八日畅游海水泳的照片与我共赏。一位癌症患者能有如此心性，并过上如此有质量的生活，实在令人感动又羡慕——说实话，因为工作太忙，就连我都有好几年没空游泳了。不过，在仔细查体时，我发现她的情绪虽然很好，但腹部膨隆，营养状况及肿瘤进展需进一步检查，调整治疗方案。于是，我让她住院治疗。

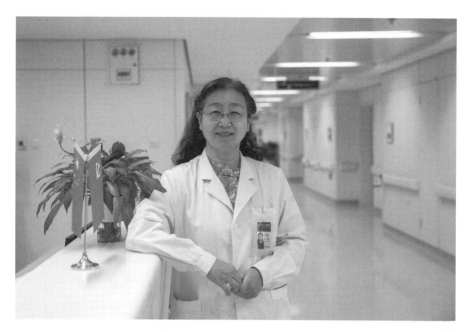

经过一周时间的胃减压和静脉输注肠外营养，她的胃癌合并幽门梗阻的状况有所缓解。我们又为她请来介入放射科医师，置入肠内营养管进行肠内营养治疗逐渐达到预计全量。此时，患者提出要求希望出院，因为她需要出席一场国家博物馆举办的，以其父亲的作品为主题的画展及捐赠仪式。为实现她的愿望，我在缜密肠内营养计划实施一周后，于画展当日早晨为她拔除了鼻—胃—肠三腔导管，令其以健康自信的姿态走到台前。

患者当日身穿白色西服裙，胸前佩戴的红花，格外引人注目。在其家人和同事们的见证下，她实现了为父亲开办画展并举办捐赠仪式的心愿！回到病房后，她激动不已，发自肺腑地感谢我，说是我助力她实现了梦想。其实，应该是我要感谢她，是她让我更加明白了如何在有限的生命之旅，努力创造奇迹，实现人生的使命价值。

后来，尽管我建议她再置鼻—空肠营养管进行家庭肠内营养治疗，但她仍不愿置管，执意要求再尝试自己经口服流食和营养素，以及化疗药物观察。出院三周后，我为她进行门诊复查，发现幽门梗阻导致腹胀明显，而她仍希望不置管、不手术，在家生活。为此，我为她介绍了我院介入放射科张晓波大夫，精心为她进行介入治疗，成功在胃内置入幽门十二指肠支架——被肿瘤生长阻塞的消化通道终于打开了！

这次成功的治疗使她不知疲惫、更加积极地投入社会艺术人文讲座计划的实施中。在那年的夏季及金秋时节，她两次应我之邀，欣然来到北京协和医院，为女教授协会"艺术人文讲座"增加别样的光彩。在协和的多功能厅，她用略带沙哑的嗓音，引领大家欣赏卢浮宫的艺术瑰宝，畅游于世界美术史的华彩之中，她的演讲受到了热烈欢迎。随后，她又走到钢琴旁，即兴为大家弹奏了舒伯特的小夜曲，热情地召唤大家一起歌唱。讲座后，她甚至邀请我有机会与她来一曲钢琴与小提琴的合奏……她的阳光热情、博学优雅感染着前来的听众们，无人能相信，讲台上那位充满激情的老人已是癌症晚期的高龄患者。

　　四个月过后，这位患者体内的恶性肿瘤继续发展，侵犯堵塞了胃内出口通道——幽门与十二指肠的支架。面对抉择，她仍然坚持再度尝试介入治疗。忍受着介入置管的困难和不适，介入放射医师在原有幽门支架内通过导丝，又一次成功置入了支架！此后，她更加珍惜时间，致力于自己的艺术讲座事业，并提出希望能够活到2022年，前往新疆为父亲办画展。然而，三个月后，她从广东去往三亚后，发现腹胀明显，当地医院建议她立即回京就医。

　　那时，已是认识她之后的第三个冬季。即将迎来新年之际，我们为她静脉输营养液、胃肠减压、再次评估，而她一边坚持锻炼，在病房外的大厅走步、舞剑、体能锻炼，一边抓紧时间在病榻桌上进行写作。与医护人员交流时，她说："无论人生遇到多大困难，你都要坚持。坚持下来，你便会看到最美的风景，得到上天的眷顾。"

　　尽管应用营养治疗、化疗、介入治疗、微创手术等医疗措施，仍无法阻止疾病的进展。这位坚强的患者在生命末期与疾病抗争、共存期间，受到北京协和医院多学科许多医护人员的关心、照护、帮助和慰藉。在她的一再坚持下，那一年，她回家度过了最后一个春节。随后，她因电解质紊乱危及生命，急诊住院抢救。病情稍缓期间，她表示，自己曾与丈夫在人生最好的时光进行了十一次环球旅行，享受了许多人一辈子都没经历的美好时光。当年，两人计划

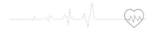

身后均把遗体捐赠给医学事业，但她丈夫三年前因在海外急性心肌梗死去世，未能实现生前预嘱。她这次若有不测，希望能实现自己的最后一个人生计划。

在她病危期间，她的儿女纷纷回国探望照护；我们医护人员在病房为她送上了她喜欢的鲜花、巧克力和北京协和医院女教授协会荣誉证书，表彰她的贡献，她含笑点头接受了医护人员对她的祝福！在家人和医护人员的陪伴下，在《圣母颂》沉静的乐音中，心电监护的节奏在时钟即将到达她84岁生日之际悄然停止。

她安然离世，把自己的遗发留给了儿女，儿女遵照她的遗愿，将她的遗体捐赠于北京协和医学院，贡献给医学事业。

初春的北京乍暖还寒，北京协和医院的窗前又见洁白无瑕的玉兰盛开。我仿佛又看到了她那激情四射、娇小却如同花朵一般绚丽的身影。真是人生无处不机缘啊，清明时节我去万安公墓李大钊烈士陵园缅怀亲人师长之时，竟偶遇这位患者的父母之墓！

世间之事，何其奇妙！我俯身祭扫墓地、献上鲜花，致敬、致谢、告慰她的父母，他们培养了一位无比优秀的女儿。她实现了家族的梦想，如今长眠于北京协和医学院，用满怀爱的灵魂与生命的遗产继续为人类创造奇迹。

生命和医学都是有局限的，但幸福能让生命增加宽度和深度。和缓医疗，何尝不是一种珍享生命的艺术？乐观积极的心态，会让生命的幸福之花更加灿烂。患者如此，医者如斯。

作者简介

于健春

北京协和医院基本外科副主任，主任医师，临床教授，博士生导师。

中华医学会肠外肠内营养学分会主任委员（2014年-2017年），中华医学会外科学分会营养支持学组副组长，国家卫生标准委员会营养标准专业委员会副主任委员，中国医师协会外科医师分会临床营养医师委员会副主任委员，北京市住院医师规范化培训外科委员会副主任委员，北京医学会肠外肠内营养学分会主任委员（2018年-2021年），北京医师协会临床专家营养委员会主任委员，北京医学会外科学分会胃肠学组副组长，中国老年保健医学研究会老年胃肠外科分会委员会副主委。

获北京协和医学院及北京协和医院优秀教师，2017年度卫健委优秀党支部及优秀党务工作者，2017年国之大医师，1996年、2002年卫生部、北京市及国家级科技进步二等奖，2010年、2016年度北京医学会突出贡献奖，2012年度北京市科学技术成果三等奖，2013年华夏医学科技成果二等奖，2018年中华医学会肠外肠内营养学会（CSPEN）杰出贡献奖，2018年欧洲肠外肠内营养学会（ESPEN）荣誉会员。

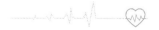

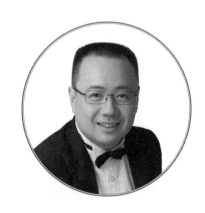

02

待患如亲有仁术，
百年光辉照人心

潘慧

● 一颗人文心、一副科学脑，技术与人文的有机结合是前辈
楷模为我们留下的优势传统，是我们为患者提供有温度的
医疗的有力武器，是新一代协和人在新百年之际将砥砺践
行的光荣使命。

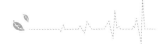

　　我一直珍藏着一张并不精致的卡片，简单对折，中间夹着小小的野花。这张卡片来自一个患有特纳综合征的小女孩儿，尽管先天有染色体缺陷，她的手却很巧，总是送给我一些自己亲手制作的小礼物。从医数十年，我经历了很多这样的温暖，让我更加坚定将"换位思考"作为沉甸甸的责任终身坚守。老生常谈的四个字，在医患关系的语境中却有着丰富的含义，它是真诚倾听患者的心声，是与患者积极建立有效的沟通，是对患者多维度和全周期的关怀，是面对两难处境时的自省和坚守。知易行难，但同样也会带来惊喜和感动，让我们在与患者共度的生命旅程中流动着爱和善意，让协和百年的人文光辉代代传承、生生不息。

孩子，看着我的眼睛

用心倾听患者的需求，积极建立有效的沟通，是换位思考的第一步，让我们与患者共同度过面对疾病的茫然无助。

在我女儿兔兔小的时候，我带她出去玩儿，回家后她却不满地说："爸爸，我不喜欢出去玩儿，因为大人们挡得我什么都看不到。"我猛然意识到，我们总在想当然用自己的目光代替孩子的视角。

正如在生长发育门诊，家长的观察、评价带有偏见却主导医疗决策，孩子的感受和意愿反而在整个诊疗中被忽略。然而，所有评估和治疗的效果都基于孩子的主动参与，否则会大打折扣。更何况，生长障碍对孩子的心理有负面影响，家长的过度参与反而会让孩子用极端的方式去掩盖真实的情绪。所以每当家长代替孩子叙述病情时，我都会弯下腰和小朋友面对面，让孩子自己开口讲述，用目光引导他们表达隐藏在深处的不开心和畏惧。他们终将理解，即使在诊室心不在焉或用平板玩儿游戏，医生叔叔也在用心倾听他们的想法。

有时我们还需要鼓励患者主动敞开心扉，以实现有效的沟通。一些患者不远千里来到医生面前，在门诊的短短数分钟里脑子却容易"一片空白"，忘记原本想与我们沟通的问题，甚至对我们的专家身份心生畏惧。因此我常在微博的科普帖中鼓励患者来院前列出信息和问题，做好就诊卡片。也有一些患者，当问及家庭情况、性行为、性取向等对诊疗有帮助但涉及隐私的信息时，会难以启齿。这时需要我们用温和的话语缓解患者的羞涩，与他们建立信任与连接，用关切和诚恳打动人心。

无处不在的考验

换位思考需要落实在医疗服务中的每个细节，是我们从医数十载中无处不在的考验，是每一代协和人需要坚守的责任，让我们与患者共同度过病痛的风吹浪打。

这是一个我在面试中问过学生很多次的问题："值班室的旁边是患者卫生间，某天晚上你值班，想趁没有急事补觉，却有一个尿频的患者坐在卫生间门外输液，不时呻吟，不停排尿。你会怎么办？"这个问题并没有标准答案，因时因地每个人会做出不同选择。但在自己达到生理和心理的极限时，要如何坚守入学时宣誓的希波克拉底誓词，换位思考并照顾好病人呢？情景的主人公其实是协和医院内分泌科的一位老教授，那天他邀请痛苦尿频的患者到值班室聊天儿，凭借渊博知识和风趣幽默让患者开怀大笑，走出值班室时竟已不再疼痛呻吟。

对医生而言，某一个患者只是他众多病患的几千分之一，但对一个患者而言，这次门诊、住院或手术却是他人生的唯一。林巧稚

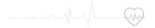

用手捂暖听诊器，张孝骞"永远和患者在一起"，罗慰慈"医道臻于关爱"……协和百年历史中的前辈们，始终以朝圣的心情对待每一次诊治，他们会耐心倾听患者的每一句倾诉，安慰患者的每一处痛苦，工整写下病历的每一项每一行，时时刻刻准备给患者以温暖。面对医者生涯无处不在的考验，他们一直毫不动摇地选择以患者为中心。这些一生坚守的前辈，让我们在面对考验时能更加坚定自己的答案，让协和医院的绿瓦青砖始终散发着人文的光辉。

巧克力与喜糖

换位思考是从生物到心理与社会的多维度、全周期的关怀，而患者的良性反馈也是医生汲取精神力量的源泉。亦医亦友的身份，让我们与患者共同度过生命的花开花落。

我国内分泌学泰斗史轶蘩院士是我的老师，她曾诊治了无数生长障碍和发育迟缓的小患者。常规治疗之外，她会格外关注他们的心理健康、对自我身份的认同感，甚至会把他们的家人一同请到诊室沟通。当他们终于长大成家送给她喜糖时，她会放在窗台上很久也舍不得吃，或者分给我们这些学生吃。因为在她心里，这些糖果是患者对她努力奉献的感激，是她对患者美好生活的深深祝愿，更是她想传承给学生的宝贵财富——急病人之所急，痛病人之所痛，对病人的幸福亦感同身受。

我相信，小小的喜糖就是我们换位思考的正反馈，而这又转化成正能量，强化我们从医的初心，缓解工作中的耗竭感。有一次上午门诊持续到下午两点钟，四岁的小朋友从口袋里摸出巧克力递给我，用甜甜的嗓音说："这是给您的，您这么晚还在给我们看病，肯定还没有吃饭。"还有一次一个孩子说："我很喜欢来潘大夫的门诊，因为他总会笑着摸摸我的头。"正是这些充满温情的时刻，让我总能充满干劲儿，即使下午的门诊从两点半持续到晚上九十点钟也不知疲倦。因为我知道，这世界上还有那么多可爱的人需要我为他们服务。

做有温度的医疗

换位思考是一个鲜活的体系，是科学与人文结合的艺术，是有质量、有温度医疗的基石，让我们与患者共度的生命旅程充满阳光。

医学的发展是有局限的，总有一些时候，我们没有能力成为阻隔患者与死神的那堵墙。换位思考是无微不至的关心，却不是一味地示弱谦让。批评是爱的一种特殊艺术形式，不要因畏惧、矛盾而屈从于患者对某种不科学治疗的强烈意愿。我们不能忘记科学的知识和经验是我们帮助患者的根本，要以负责的态度做出对患者有利的临床决策，真正践行协和"待病人如亲人"的办院理念。

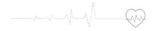

协和精神何以屹立百年，协和医院何以支撑全国人民对医疗的信仰，我想答案就藏在"以人民为中心，一切为了患者"这几个字中。就像赵玉沛院长在百年协和倒计时1000天启动仪式上的讲话中指出的："为病人提供更有质量、更有温度的服务是协和人永恒的价值追求。"作为医务工作者，我们一直致力于优化医疗体系，让就医流程更高效；提效增质，加强信息化建设和医院数字化转型；组织科主任体验病人的一天，切身从病患视角提出问题；支持安宁缓和医疗，让患者在病痛中也保有尊严……

一颗人文心、一副科学脑，技术与人文的有机结合是前辈楷模为我们留下的优势传统，是我们为患者提供有温度的医疗的有力武器，是新一代协和人在新百年之际将砥砺践行的光荣使命。

作者简介 ♥⎍

潘慧

北京协和医院医务处处长，内分泌学主任医师，教授，博士生导师。

教育部高等学校临床医学专业教学指导委员会临床实践教学指导分委员会副主任委员，中国医师协会科普分会副会长，中国医师协会青春期医学专业委员会常委，中华医学会行为医学分会中国生长发育行为医学研究中心专家委员会主任委员，中国医师协会青春期医学专业委员会学校健康学组组长。

《中华行为医学和脑科学杂志》《高校医学教学研究》（电子版）副主编，《中国医学人文》《中国卫生检验杂志》常务编委。

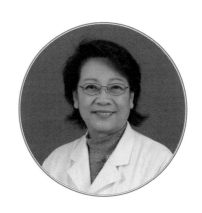

03

等待春天

崔丽英

● 作为医生，有时我也深感无奈，因为能为患者做的事情太有
  限了。但就像特鲁多那句著名的格言"有时是治愈，常常是
  帮助，总是去安慰"，当我们彼此温暖，终有一日，春天将
  会到来。

刚刚参加6·21"运动神经元病日"（也称"渐冻人日"）的科普讲座，看到"融化渐冻的心"这个主题，我的心情久久不能平静。在多数人心里，渐冻症是一个无解的难题。但我还是要说那句不知重复了多少次，依然要大声说出的话——树立战胜疾病的信念，等待渐冻人春天的到来。

　　近10多年来，在疑难罕见病的诊治方面，我主要做"渐冻症"早期诊断和临床研究。几乎每个门诊都会看到几个这样的患者。他们的躯体虽然渐渐失去了活动的能力，但是，他们的内心依然火热。他们或为人子、为人妻，或为人父母，怀着对家人的爱、对子女的期待与病魔斗争。他们是人生的强者，生命的勇士。他们用爱融化着被冻住的人生，也在用爱温暖着医者的心。

爱在不言中

她是一名50多岁的"渐冻症"患者。看到她走进诊室，我对她的第一印象是知性、温柔，透出一种江南女性的秀美。她略带微笑地向我点头示意，我也礼貌地请她坐下。

"你觉得哪里不舒服？"我问。

患者没有直接回答我的问题，而是用手势告诉我，她需要一支笔和一张纸。原来，延髓性麻痹导致她说话不清，难以辨别，我们只好用书面语言进行交流。

她告诉我，她已经知道了自己的诊断——进行性延髓性麻痹，是"渐冻症"的一个类型。她从外地赶到北京就诊是想了解疾病发展的速度，何时会影响肢体的功能，以至于不能写字，以及目前有无新的治疗方法。

因为患者还在正常工作，我便问她的职业是什么。没想到，我俩竟是同行：她是一名儿科医生。

"那你怎么和患儿交流呢？"我有些好奇。

她说，孩子小，主要是和家长交流和沟通，说话不清楚就用写字代替，只要手还能动，就可以继续工作。"但是，我很担心有一天手部也受累出现肌肉萎缩和无力，那样我就不能看病了。"

我问她为什么不去休息，她说，"基层医院的儿科大夫太少了，只要我能干一天，我就要上班。"她的语气是那样的平和，表情那样的自然，好像在介绍别人的病情。我甚至能想象到，这样一个儿科大夫，该有多少小朋友喜欢她啊！当时我的眼泪就在眼眶里，被感动得无语凝噎。

在之后的查体中发现，患者的肢体力量已经不在正常范围了，手部的肌肉力量已经是IV+级，手部的小肌肉也已开始萎缩。她用期待的目光看着我，等待着我对预后的判断。那一刻，我觉得空气好像凝固住了一样，我的内心在颤抖。过了片刻，我告诉她："国外正在做几个Ⅲ期临床试验，今年年底我会去开国际会议，一有好消息马上通知你。"

她似乎又看到了希望，微笑着点了点头，离开了诊室。看到她的背影，和蔼可亲的儿科医生出诊的画面好像就在我的眼前，我看到了她美丽的心灵，"大爱在不言中"。

爱在美食中

她是一个美丽而时尚的新闻工作者，有着幸福美满的家庭，丈夫体贴，女儿孝顺。

第一次看到她是2014年，也就是她患渐冻症的早期（临床还不能明确诊断）。她给我的第一印象是美丽时尚，性格开朗，乐观积极。那双乌黑的大眼睛里充满了智慧，可当我们说到就诊原因时，我却从她深邃的眼中看到了一丝恐慌，或许也有期待。

"近来，我在上车时总觉得左下肢无力，逐渐出现僵硬感，夜里有时小腿抽筋，有时左手也有些不适，想想也没有高强度的工作，所以担心自己患了渐冻症。"

我当时心里也有一丝抽动，但还在安慰她。详细询问病史并完成神经系统检查以后，初步拟诊为渐冻症的早期。我建议她做肌电图检查，结果出来后经过全面评估，最后确诊是渐冻症。

这个结果对她来说简直是晴天霹雳。她开始焦虑、失眠，不敢相信为什么得这个病的是自己……

2016年，行经皮胃造瘘手术；2019年，气管切开呼吸机辅助呼吸……她经历的也许不是渐冻症患者都会经历的那种艰难历程，但令我感到高兴的是她终于振作起来了。2017年以来，她用动眼仪发微信和朋友交流，亲自到厨房指挥阿姨做面包和各种美食，新年和春节会让我们品尝经她"指点"做出的美食，色香味俱全。她培养了一批又一批的"家政面点师"，去年她在微信上告诉我：她依靠眼动仪写菜谱、配料和每道美食的操作步骤。她对美食的情有独钟加上阿姨们的训练有素，如今厨房成了她的主战场，菜品用什么样的器皿盛放，全部有模有样，各种各样的创新菜品层出不穷，杏子熟了做杏子罐头，桃子熟了做桃罐头，板栗熟了做板栗馅儿的面包

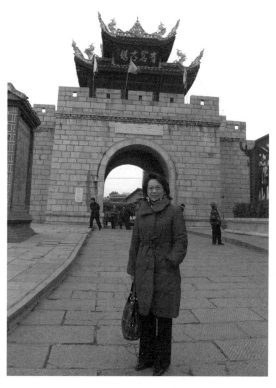

等。新年前夕，她让女儿送来了她独创的烤面包和吐司，牛肉牛角包、板栗面包、咖啡果仁吐司、独家制作的花生米和红烧肉，想和我们分享这份来之不易的快乐。

最让我感到欣慰的是，她告诉我说："我好像已经忘记自己是一个身患绝症的病人，每一天把自己安排得满满的。虽然吸痰很痛苦，但我依然乐观并且忙碌着！"

我和科室的同道及学生们一起分享着由她"创意"的美食，心中感慨万千。我们不仅品尝到了她生活的酸甜苦辣，也体会到了一种对生命的热爱。

在多年的行医中，特别是与渐冻症患者的接触中，有很多感人的故事发生在我身边。有人问我，为什么选择这样难治的疾病作为自己的研究方向？我很难用一两句话来回答。也许，渐冻症患者对"解冻"的渴望、他们无声的大爱都是激励我前进的动力。作为医生，有时我也深感无奈，因为能为患者做的事情太有限了。但就像特鲁多那句著名的格言"有时是治愈，常常是帮助，总是去安慰"，当我们彼此温暖，终有一日，春天将会到来。

作者简介

崔丽英

北京协和医学院神经病学系主任，北京协和医院神经科主任医师，教授，博士生导师。

中华医学会神经病学分会原主任委员，中华医学会神经病学分会ALS协作组组长，北京罕见病分会副主任委员，北京罕见病诊疗与保障学会监事长，世界神经病学联盟ALS研究组委员。

主要从事运动神经元病等神经系统罕见病的临床诊治和研究工作。

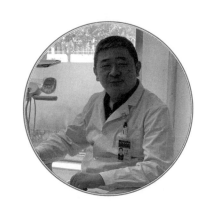

04

病历之外

李冲

- 医疗工作对医生的要求非常严格，除了科学专业的基本功，合理严谨的规范诊疗，对患者的人文关怀也是非常重要的。

岁月蹉跎，我们能留得住心态，却留不住松齿。

在口腔修复门诊，我遇到过形形色色的老年患者。他们每一个人都有自己的故事，也给我留下了许多病历之外的难忘经历。

一

老年人不善操作电子产品，网上预约挂号的操作很难完成。不过，也有例外。

有一对老夫妻，是我超十年的老患者。两位老人年过八十五，都是大学教授，精致低调，开朗儒雅，持最新型手机，操作娴熟，得心应手。北京协和医院网上平台的预约号总是秒光，我的口腔修复专业号也是异常难挂，但他们总能第一时间抢到号。十年来，二老看上去几乎没有什么改变，只是每隔一段时间就来修理或重做他们的假牙。记得几年前，他们还送我一张光盘，刻有他们在西藏旅行的照片，分享快乐与风景。

半年前，他们又一起来了，老太太在口腔内科新做的根管充填治疗，需要我给她做烤瓷冠修复。老先生陪诊，在一旁笑着说我看起来发福了，恐需加强锻炼。当时预约两周后复诊戴牙，可日期到了，患者没有来。电话联系，说改日再来。

那天，老太太一个人来了，戴牙冠很顺利，在起身的那刻，老人突然哭了。我大惊，细问之下，方知老先生十天前突然脑卒中，在医院抢救后一直昏迷不醒，现在情况不稳定。老人的子女都在国外，只有他们二老相互依靠。我连忙尽力安慰她，但深感束手无策。老太太很快平静下来，她说迟早要面对的事情，终究需要自己挺过去。因为我一直对他们很好，所以跟我倾诉一下。那天离去，一直没有消息，不知道老先生是否康复。我在心里默默祈祷，真希望再有一天，他们又抢到我的号，手挽手出现在我的诊室。

二

离我所在的北京协和医院西单院区很近的胡同里，有座建筑是中央编译局。有一位很有名气的老翻译，好像也是老干部，参与翻译过马克思的著作。他也是我的老患者，曾经因我一句话打动了他，于是认定我是最适合他的牙医。他是学者、哲学家，与老先生交谈总令我无比钦佩。不过我早忘记是我说的哪句话让他欣赏了，无外乎都是那些临床经常讲的内容。老翻译也不告诉我答案，让我猜了好久。

记得第一次接诊，他对我说青年时他曾经想当医生，还真的报考过北京协和医学院，但"智力测验"没有通过。那应该是中华人民共和国成立前的事情了，后来他学了外语，当了翻译，终生研究语言与哲学。后来每次来看牙，他都说起这段经历，满满的遗憾，似乎非常羡慕我的职业。有一次他送我一本书，是他主编的，内容探讨了中西文化的差异，主题是民族文化自信。我读了之后受益匪浅，他还当面告诉我，老祖宗留下的文化是温良的，是降低人们焦虑的文化，而西方恰恰相反，总是增加人们的焦虑。这对我启发很大，我也深深感受到，在日常门诊工作中，在面对形形色色患者时，最好的医疗就是降低患者焦虑，这比单单解决患者病痛更加重要。

后来我终于想起我对他说的话了："牙齿数目齐最重要。"老先生在找我之前苦恼了许久，看了好多牙医，得到了很多复杂的方案，都增加了他的焦虑，也增加了不少成本。我给他的建议是明确的：老年人镶牙，牙列数目齐最重要，哪怕最普通的可摘局部义齿，只要及时修复，都是最佳方案。

　　孔子曰："人无远虑，必有近忧。"那么我们自己究竟如何远离焦虑呢？我也不知道答案，希望下次这位九十多岁的哲学家再来时我当面向他请教。

三

　　再讲一个有趣的患者，他七十多岁，只找过我一次。是啊，我服务的患者大多是老年人。他挂的是我特需的专家号，费用比较高。他女儿陪他来时，他似乎对北京协和医院充满期待，不过二人都神情严肃，充满焦虑。

　　老先生原来是某中学校长，教化学的，因此对假牙金属与树脂材质有着专业的理解，也提出了很高深的问题。我惊奇地发现老校

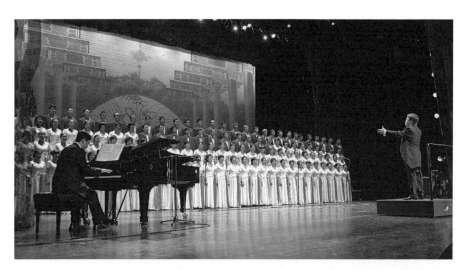

长嘴里有一副假牙，是在其他医院刚做的，而且他以前做过好多副这样的义齿，但是没有一副义齿让他满意。我仔细检查了他的假牙，判定假牙没有太大问题，于是我耐心地向老校长说明假牙需要慢慢适应，不必再重做。老校长说相信北京协和医院能做得更好，花多少钱都没有关系。而我笑着告诉他，这不是花钱的问题，也不是医院的选择问题。我希望他放下思想包袱，接受他的新牙齿，说："如果今天晚上有人请您吃大餐，您出席宴会看到满桌的美食，一定胃口大开，吃得开心满意，肯定不在乎假牙好不好用。"老校长听完我的话哈哈大笑起来，他的眼睛发亮，似乎想起了许多往事，但没有多说什么，只是点头感谢我，并且告诉我因为糖尿病，他的饮食控制可能太严格了。他女儿看上去也如释重负，随后满意地离开了。

我身边的进修医生对我说："您花了很多时间，一分钱没收，还不如满足他，再做一副牙给他。"我解释说："虽然零收入，但患者焦虑度下降了，这才是北京协和医院价值所在。"

以上是我口腔修复门诊中遇到的真实故事，也是在病历之外有价值的经历。医疗工作对医生的要求非常严格，除了科学专业的基本功，合理严谨的规范诊疗，对患者的人文关怀也是非常重要的。就像钢琴家演奏乐曲，不仅仅是简单还原乐谱上的音符，除了节奏、音准、速度、力度恰到好处，还要注入钢琴家的情感，这样才会打动人。每一位医生都是钢琴家，而"患者焦虑值"的降低应该是医疗服务质量一个有参考价值的指标，这也是我自己的一点体会与思考。

我的"医之心语"是：患者满意，没有意外。

作者简介

李冲

北京协和医院口腔科口腔修复主治医师。

擅长口腔修复常规治疗、老年修复治疗、种植修复治疗和美容修复治疗。

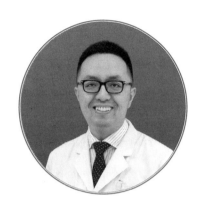

05

照护新冠肺炎危重患者的
医学人文实践

吴东

● 人皆有恻隐之心，医务人员更要有大爱之情。只有我们对患者的痛苦感同身受并恰当地换位思考，做出的决策才能符合患者最大利益。临床医学的人文关怀应当追求"情理交融"的目标，只有"入情"，才能"入理"，只有"通情"，才能"达理"。

关于"人文"的最早解读，可能来自《易经》的"刚柔交错，天文也；文明以止，人文也。观乎天文以察时变，观乎人文以化成天下"。在这里，天文和人文是相对的。天文指的是天道，即自然规律，人文指的是人伦、文化和文明。"化"是人文的关键，在临床实践中更是如此。医护人员对患者的人文关怀应当"内化于心，外化于行"，才能提供有质量、有温度的医疗服务。

　　自1918年大流感以来，新型冠状病毒肺炎（COVID-19）是世界范围内破坏力最大的传染病，重创了全球经济，并对历史进程产生深远影响。自中华人民共和国成立以来，这次新冠肺炎疫情是最大的公共卫生事件，病毒传播速度最快、影响范围最广、造成损失最大。作为北京协和医院援鄂抗疫国家医疗队队员，我从2020年2月7日至4月15日在武汉一线工作了68天。这68天里，协和医疗队在武汉同济医院中法新城院区新建了一个ICU，前后收治危重型新冠肺炎患者109例，其中75人接受有创机械通气，6人接受体外膜肺氧合（ECMO），18人96例次接受持续肾脏替代（CRRT）治疗，总治疗时间1100个小时。在照护危重型新冠肺炎患者的工作中，我深刻体会到医学人文实践是不可或缺的。

医学人文实践的关键抓手是叙事和共情。叙事医学是由叙事能力所实践的医学。叙事能力是指能够吸收、解释并被疾病故事所感动的能力。新冠肺炎是一种陌生且危害极大的传染病，患者及家属常有恐惧情绪。我们的患者在被送入ICU前，大多已经转诊了多家医院，病情不断加重，绝望情绪蔓延。由于实施各种生命支持治疗，多数患者处在镇静状态，没有决策能力。少数清醒患者见不到家人和朋友，周围的医生和护士们也都是"全副武装"，难以正常交流。英国诗人约翰·多恩曾写道："疾病是最大的不幸，而疾病中最大的不幸是孤独。"面对这样的情况，提高医护人员的叙事和共情能力十分必要。只有这样才能真正理解患者及其家庭的痛苦，才能保障患者的最大利益。

我们曾碰到一位57岁的女性患者，送到我们病房之前已被转院3次，呼吸衰竭仍不断加重。经过专家会诊，决定给予有创机械通气，这是她能活下来的唯一机会。在插管之前，我们告诉她："一会儿我们会给您用点儿药，您就睡着了。等醒过来，病就好了。"患者费力地说了一句："医生，我不能死。这个月底我女儿就要结婚了。"听了这句话,我们的心情极为沉重。这位母亲在生命垂危的时刻,心中惦念的还是自己的孩子。严峻的病情和伟大的母爱构成反差,我们必须倾尽全力。

新冠肺炎住院患者都没有亲属陪伴,家人也不能探视。我们的患者不仅生命垂危且被紧急转运,和家庭中断了联系。家人不知道他们身在哪里,病情如何,甚至不知道他们是否还活着。针对这一情况,协和医疗队核心组制定了病情通报制度,规定每天在固定时间,由值班医生通过工作手机联系家属。此后每天下午3点到4点之间,我们的医生会给每一位患者的家属打电话,告知病情。面对病情变化,我们会和家属详细沟通,充分尊重家属的意见,力争实现"医患共同决策"。这样看似简单的举措,使得医患关系变得密切和融洽。队员们还利用工作手机添加家属为微信好友,然后用微信视频和语音把家人的问候传递给患者。我们亲眼看见了一位年近八旬的老人,昏迷多日,却在小外孙稚嫩童音的呼唤下睁开了双眼。特殊时期来自家庭的精神支持,对于患者战胜病魔有极大的帮助,这让我们感到欣慰。

对于不幸去世的患者,协和医疗队制定了详细的告知流程,要求值班医生必须以共情的方式逐步向家属告知噩耗,并帮助他们平复悲伤情绪。具体流程包括:①自我介绍,核实逝者家属信息;②暗示要告知坏消息(很抱歉,这个时候给您打电话,是有一个很不幸的消息要告诉您）；③简要叙述患者的治疗经过；④介绍临终情况和具体时间；⑤允许家属沉默、哭泣或一定程度的情绪宣泄，注意共情和安慰（我们很理解您现在的心情，这是疾病造成的不幸后果，希望您能节哀）；⑥请家属提出问题并解答（我知道这个消息对您来说非常难以接受，请问您还有什么问题吗？）⑦结

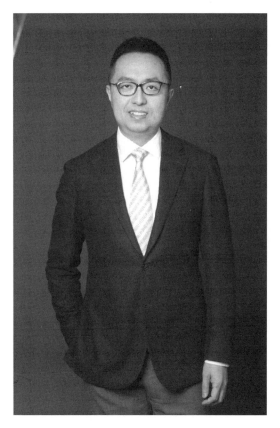

束对话（您如果有什么要求可以告诉我们，我们会尽量提供帮助。谢谢您对我们工作的理解和支持。）按照这样的模式，我们和死亡患者的家属进行了很好的沟通。有5例去世的患者，他们的家人主动捐献遗体用于科学研究，令我们十分感动。

"生命至上，人民至上"是这场抗疫斗争的主旋律。我们的队员清醒地认识到，自己虽然不是患者的亲人，但胜似亲人，他们能否活下来，希望完全在我们身上。我们不仅要努力救治患者的生

命，更要理解和尊重他们的感受，提供有温度的医疗服务。护理团队精心做好整体护理，为患者理发、剪指甲、剃胡须，让他们即使在病重阶段仍有清洁的仪容，保持人格尊严。其间恰逢一位成功脱离呼吸机的患者过生日，我们为她买了生日蛋糕，在病房为她举办了一个简短而温馨的庆祝活动，并通过微信向家属直播。这位患者出院回家后一直和我们保持联系。

对于不幸离世的患者，我们规定在病房的全体队员要向患者遗体鞠躬、默哀，由值班医生和护士共同妥善处理遗体，并亲自护送离开病房。我们认为，这些仪式都是必要的，不仅表达了对于逝者的尊重和哀思，也是向我们自己的职业致敬。

记得有一位80岁的老人，经过我们一个多月的全力抢救，还是不幸去世了。她的女儿毫不犹豫地同意捐献遗体。她说："我妈妈是大学教授，能够为国家、为医学做一点最后的贡献，我相信她能理解我的决定。"我们的医生在电话里问她："您还有什么要求吗？"她说："我没有别的要求，唯一的要求就是想见一见抢救我妈妈的医生和护士，我要当面感谢你们。在我妈妈生命的最后时刻，是你们陪伴在她身边，替我尽了孝。"后来，我们终于和这位女儿见了面，向她深鞠一躬，表达了我们全体队员对她、对英雄的武汉人民深深的敬意。那一刻，在场的所有人都热泪盈眶。我们真切地认识到，武汉人民和我们一样，都是抗击疫情的勇敢战士，他们的坚韧不拔和深明大义，令我们动容。"死生契阔，与子成说"，武汉人民对协和医疗队的深情厚谊，就像革命战争年代的军民鱼水情，我们镌刻在心，永远铭记。

在武汉抗疫工作中，我们的医护人员们展现了较强的"人文胜任力"（叙事、共情、反思、医患共同决策），这方面的经验还有待今后继续梳理和研究。人皆有恻隐之心，医务人员更要有大爱之情。只有我们对患者的痛苦感同身受并恰当地换位思考，做出的决策才能符合患者最大利益。临床医学的人文关怀应当追求"情理交融"的目标，只有"入情"，才能"入理"，只有"通情"，才能"达理"。

作者简介 ❤〰️

吴东

北京协和医院消化科主任医师，党支部书记，主任助理。

北京协和医院援鄂抗疫国家医疗队医疗组长，第三临时党支部书记。北京协和医院优秀共产党员，首届"北京协和医院杰出青年"。被授予全国卫生系统青年岗位能手、北京高校青年教学名师、住院医师规范培训优秀指导医师、北京协和医学院优秀教师等荣誉称号。

中华全国青年联合会第12届委员。

迄今发表论文160余篇，主编、主译专著6部，专利26项。

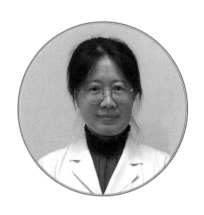

06

暖心故事

杨波

● 从医31年的真实经历也让我体会到：胸怀一颗救死扶伤的仁心，认真负责地对待每一位来到你面前的患者，医生其实是充满着温暖、感动和成就感的职业。

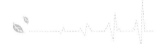

常听人说，医生这个职业，是一个很辛苦、高风险且低收入的职业。诚然，与很多其他行业相比，这的确是一份如临深渊、如履薄冰的工作，但从医31年的真实经历也让我体会到：胸怀一颗救死扶伤的仁心，认真负责地对待每一位来到你面前的患者，医生其实是充满着温暖、感动和成就感的职业。

暖在心里的秋裤

六年前的一个冬日，是我的常规门诊时间，因为要赶在出门诊之前和同事一起为他的一个患者做手术，我一大早就换好了手术衣，进了手术室。手术结束之后，就到了门诊开诊的时间，我只好穿着单薄的刷手服和单层的外出衣跑到诊室。

看了几个患者之后，响起几声轻微的敲门声。门被推开，进来了一位满头银发、满面慈祥的老太太。这是我非常熟悉的"老病人"——王老师。

"杨大夫，我又来拿药了，您帮我加个号吧！"

"好的，您的就诊卡。"

"谢谢您了！"

"不客气！"

一连串流畅的言语和动作，不到一分钟就完成了，我忙着电脑上的工作，甚至只是抬头一瞥，老人家拿了加过号的就诊卡转身就出去了。

两年多以前，王老师因为右膝关节内有游离体，经常出现关节交锁（就像被卡住），有时甚至会摔倒在地。所以，明确诊断之后，我建议她做了膝关节镜手术，取出了关节内引起症状的游离体。术后，她非常遵从医嘱进行康复训练，很快恢复了正常生活，但因为老年性骨关节炎的存在，需要长期药物治疗，所以仍旧会定期过来找我开药。

在随访时，王老师会非常开心地告诉我："杨大夫，我再也不用担心说不定什么时候会突然摔跟头了，我又能接送孙女上下学啦！"每次看到老人家发自内心的笑容，我也会被感染，也能体会到一种真正帮到患者后的满满成就感。我真心地喜欢这样的长者，一则是因为老人家是一位特别好沟通的患者，对自己的病情理解力好，对医生的建议信任度高，对术后的康复依从性也特别好；二来是因为老人家不仅乐观开朗，还好学不倦，从跟她的聊天儿中得知，她正在老年大学学习国画和钢琴，每次都如数家珍、滔滔不绝，还会鼓励我："你看我70多岁了，都能学会弹钢琴，您也可以学呀！"古稀之年，依旧保持对生活的热爱、对学习的坚持和对艺术的执着，真的让我非常敬佩；第三个也是最重要的原因，王老师对术后康复计划特别重视，完成得特别认真，经常超额完成任务，所以术后才会快速恢复。

骨科手术与其他外科手术的一个明显不同是：术后康复非常重要，如果患者不能按照医生的建议保质保量地进行康复训练，手术效果会大打折扣，这是患者所不愿接受，而术者更不希望出现的情况。每一位外科医生的心情和患者及家属的都是一样的，我们都希望手术做完之后能达到预期的最满意的结果，所以作为术者，即使临床工作再忙，我也会抽出时间在每一位患者出院之前亲自跟他们交代出院以后康复的重要性、动作、计划和注意事项，就是希望能通过医生和患者的共同努力，达到最好的手术效果。

门诊还在继续，过了不到半个小时，诊室的门再次被敲响了。

"请进！"

推门进来的依旧是王老师，只是手里多提了一个塑料袋。"杨大夫，这么大冷的天，您穿得这么少，要在诊室里坐一上午呢，别

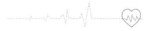

冻感冒了。赶紧把这件秋裤穿上吧！我跑了这条街上的几家店，只有这一家卖秋裤，质量不太好，您凑合穿上保保暖吧！"

"王老师，没事的，我把空调开大点儿，不用穿秋裤了，我心领了，谢谢您！"

"那哪儿行，我这买都买来了，再说如果您真的感冒了，门诊和病房手术的病人还等着您呢！"说着，王老师把拆开包装的秋裤一把塞到我手里。"您赶紧去穿上吧！"虽然这条秋裤并不是很厚，却暖在我的心里。我觉得这是我穿过的最暖和的秋裤，也庆幸自己体会到这最温暖的医患情谊！

一年又一年的祝福

大概是从2014年开始，每一年的元旦、春节、端午节、中秋节等节日，我都会收到一名术后患者的微信，至今已经7年多了，从未间断过。

2013年12月31日，我为一位67岁的阿姨做了左膝关节镜微创关节内肿物切除术。由于阿姨的体重比较大，有基础疾病且术后患肢活动较少，术后第二天（元旦）就出现了小腿肌间静脉的血栓。虽然这是下肢术后相对比较常见的并发症，这种血栓没有引起严重栓塞的风险，对术后的康复也没有什么大的影响，所以值班医生请了血管外科会诊并给予药物治疗。但当我得知这个情况之后，多年来养成的习惯还是让我觉得应该去阿姨的床边亲眼看一下，否则心里就觉得不踏实。

半个小时之后，我赶到了病房，看了彩超和凝血功能的结果以及血管外

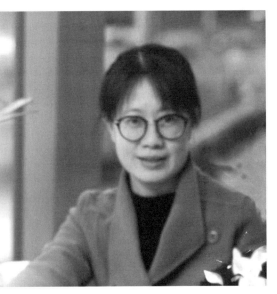

科的会诊意见后，跟阿姨和她的家人解释了这种血栓的程度、治疗和预后，告诉他们不必紧张，也许过一两周再复查超声血栓就消失了，即使不消失，也不会影响术后的康复。见到他们如释重负的神情，我才安心地离开了病房。

此后的每一个重要节日，我都会收到阿姨的祝福微信。五年后的元旦，我收到的是："杨大夫，五年前的今天是我手术后的第一天，记得当时我因出现血栓而彻夜未眠，盼望着您的到来，但那天您应在假期里，又不敢奢望。然而，您不放心，早上九点多钟从家里跑来，出现在病房里。我霎时心里觉得'您是我的保护神'，这一幕我难以忘怀。新的一年开始了，愿您在伟大的事业中收获更多的幸福与宽慰。"后面是一连串的花束、太阳、红心和拥抱。

"杨大夫，2020年就要过去了，时光荏苒，一晃我们已经相识七年了。七年前的这一天，您治愈我的左腿，那可能是您2013年的最后一台手术。可能我比您记得更清晰，因为您帮我解除了痛苦，使我至今能迈开双腿，踏草地，走平川。由衷地感谢您。2021年，愿您更健康，更美好，更幸福！"

每每收到这样的文字，温暖和感动之余，我是有点儿惶恐的。因为太着急、太想提高患者的依从性，我有时还会对那些"不听话"的患者和家属发脾气，气的是已经跟他们交代了康复的重要性、动作细节和要求，他们仍然偷懒不重视自己的关节功能；有时候因为就诊的患者实在太多，不能给每一位想就诊的患者加号；还有时候因为时间关系，不能充分倾听患者除了专科问题以外的社会、心理问题。有点儿惶恐，还因为自己付出的有限，却得到了患者如此多的"回馈"：那种"全国人民上协和"的信任；那种在被其他医院收入院准备手术的前一天，一定要挂个国际门诊来最后明确诊断的信任；那种看了很多家医院都建议手术，最后选择在协和手术的信任。这些沉甸甸的信赖，是我们继续坚守初心的精神动力。

我很庆幸当年自己选择了从医之路，并一路坚持着自己的初心。我将继续怀着一颗仁爱之心，如特鲁多医生所说的那样，去治愈、去帮助、去安慰我的患者。

作者简介

杨波

北京协和医院骨科副主任，主任医师，教授。

北京医学会运动医学分会副主任委员，北京医师协会运动医学医师分会副会长，中华医学会运动医疗分会委员及骨科学分会关节镜学组委员，中国医师协会内镜医师分会委员、关节镜专委会常委及运动医学医师分会委员、膝关节专委会委员，北京医学会肩肘医学分会常委、骨科学分会关节镜学组及肩肘学组委员。

《中华骨与关节外科杂志》《协和医学》《英国运动医学杂志》（中文版）、《美国运动医学杂志》（中文版）等编委。

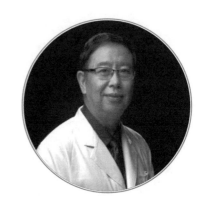

07

心结宜解

陈嘉林

● 有时候，了解患者的"心事"，帮他们解开心结，让他们的内心感到温暖，也是我的"分内之事"。

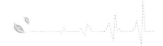

　　"请下一位进来。" 这一天，我按照往常的习惯，在处理完前一位患者的诊疗后，继续等待下一位患者走进诊室。

　　诊室的门被轻轻推开了，进来的是个十五六岁的小女孩儿。她低着头、面无表情，后面紧紧跟着两名中年女性。我看了看电脑上显示的患者信息，知道这个女孩儿才是前来就诊的患者，就请她坐到了我的对面。

　　我还没来得及问女孩儿的情况，陪同者之中的一人就迫不及待地说开了："医生，你可要好好儿给我们看病啊，我们是大老远从西安慕名而来的啊！"

　　说话的是女孩儿的母亲，从她的讲述中得知，女孩儿目前在新加坡读书，近半年来，她经常出现乏力、低热、头痛，伴有明显的消瘦，体重下降了10多斤。为了看病，家里人催促她从新加坡回到西安，在当地多家医院做了各项检查。

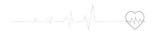

　　说着，女孩儿的母亲拿出了厚厚的一叠化验单、超声报告单，以及CT、PET/CT等各种检查结果。我一边仔细查看这些资料，阅读各种影像检查的片子，一边询问孩子的发病情况及病情演变过程。

　　陪同母女俩前来的是女孩儿的二姨。在叙述病情的过程中，心急的她经常在一旁插话、补充。经过10多分钟的沟通，我基本了解了女孩儿的情况。

　　原来，这个小患者出生在西安，学习成绩非常好，全家人都喜欢她，觉得孩子将来肯定很有出息。在女孩儿初中毕业后，全家一致同意送孩子去新加坡读高中，将来可以在新加坡或英国直接读大学。由于学费不菲，女孩儿的姨姨、舅舅都给予了一定的资金支持，可以说，家里人把全部的希望都寄托在一个未满18岁的孩子身上。

　　不承想，女孩儿去了新加坡后不到半年就生病了。回国这两个月，她的体温多在36℃~37.2℃，偶有37.5℃。女孩儿经常食欲不好，吃饭后腹胀明显。过去很喜欢运动的她，现在连走路都感觉乏力。由于各项检查均没有明显异常，全家人都非常焦虑，在西安各大医院检查治疗无果后，女孩儿的母亲和二姨毅然决定来到北京，请协和医生帮忙找到病因。

　　在家属诉说病情的时候，女孩儿始终低着头，面对我的询问，她也只是轻轻地"嗯"一声，表示同意母亲的说法。经过仔细查体，我没有发现特别的异常体征，仅仅在按压腹部时，女孩儿感觉有点儿轻微的压痛。

我想了想，对女孩儿母亲说，能不能让孩子自己说说患病的经过。母亲同意了，但还是习惯性地"代劳"——"我说你瘦了，不能吃东西，肚子胀，对不对啊？"女孩儿附和着点点头，小声说"是"。看到这里，我对这个小患者的病情已经有了初步判断。经过考虑，我提出请女孩儿的家属先到诊室外面等候的请求，让我和孩子好好儿沟通一下。女孩儿的母亲极不情愿，但看我那么坚持，只得推门出去了。

等两个大人都出去后，我微笑着看着女孩儿，说："你是一个很懂事的孩子，也知道自己的病情，能不能和我讲讲你的情况？"女孩儿停顿了片刻，才慢慢抬起头看着我，眼泪一点点流了出来。

我继续鼓励她："你知道家长都是为了你好，你也在尽自己的努力，是这样吧？"女孩儿哽咽着说："是，她们都是为了我，全家人把所有积蓄都拿出来支持我出去读书，我对不起她们。"我放慢语气："不急，你慢慢说，开始症状是什么样？如何发展的？"

在我的开导下，女孩儿终于敞开了心扉，向我讲述了自己生病的过程。

原来，女孩儿一去新加坡就发现，面对全英语授课，她并不能很好地适应当地的语言环境和教学方式。为了不辜负家人的期望，尽快赶上教学进度，她经常熬夜学习，可越是这样，白天上课的效

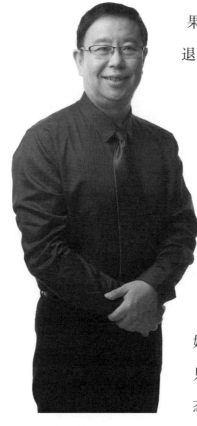

果越差，继而出现了头痛、失眠、食欲减退，进食后腹胀明显、消瘦等症状。

身在异国他乡，每当想到全家人把多年的积蓄都花在自己身上，而眼下她的学习成绩却丝毫不见起色，女孩儿的心里就会感到十分不安和恐惧，甚至到了影响正常生活的地步。不仅如此，她的月经也开始不正常，体温经常在37.2℃~37.3℃上下波动。

女孩儿边说边流泪，我耐心地安慰她："这个情况是你得病的重要原因，但只要你勇敢地面对自己，改变现在的状态，情况就会慢慢好起来。我也会好好儿和你母亲沟通，让她支持、尊重你的选择，这样好吗？"

听了我的话，女孩儿用力地点点头。随后，我将她的母亲请进来，让女孩儿到诊室外等一会儿。我向女孩儿母亲表达了我对病情的判断，对方睁大了双眼，疑惑地望着我。她还是认为，孩子就是有什么病没有查出来。

我把之前她们在当地多家大医院的检查结果重新梳理一遍，耐心地进行分析："第一，如果孩子有什么特殊疾病，半年的时间总会有一些证据被医生发现，而到目前为止，所有检查并没有发现异常结果。第二，这个孩子非常懂事，但全家人的过度关爱与过高期望，都压在她的身上，你说，这么大的压力一个孩子能承受吗？"

听了我的话，女孩儿的母亲沉默了。我趁热打铁，继续劝说道："你们觉得，是孩子的身体健康重要还是出国重要？这个问题需要好好儿考虑清楚。如果能够改变强加在孩子身上的观点，尊重她自己的选择，我相信孩子会好起来的。"

母亲仍是将信将疑，问能不能留下我的联系方式。我说可以，并把微信告诉了她，嘱咐道："如果孩子有什么变化，还是来医院就诊更准确。希望你们能够改变想法，尽量给孩子一个没有压力的环境，让她健康地成长。"

家人带着孩子悻悻离去，此后一直没有联系我。

半年过后，我突然收到一条微信，是这个女孩儿发来的。她说："谢谢您，陈医生，还记得我吗？我回到西安后，全家决定我不用去新加坡了，继续在国内读书。经过半年的补习，我现在考上了西安的重点高中，'病'全好了！"

这真是一个令人开心的结果，我由衷地为女孩儿的好转感到高兴。虽然她的就诊过程可能会占用我更多的时间，但我认为这样的付出是值得的。有时候，了解患者的"心事"，帮他们解开心结，让他们的内心感到温暖，也是我的"分内之事"。

作者简介

陈嘉林

北京协和医院普通内科主任医师，硕士生导师。

《中华全科医师杂志》编委，全国高等医学院校长学制教材编写委员会《临床诊断学》编委。

长期从事内科临床与教学工作，特别是血液内科相关疾病及内科疑难病的鉴别与诊断，并对全国各地的全科医师进行多年临床诊断思维的培训。

从事与临床教学及全科医学培训相关的质量评估研究，是卫生健康委全科考评委相关成员。

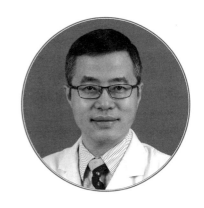

08

让营养成为带有温度的关爱

陈伟

● 营养治疗的真正意义不在于治愈某类疾病，而在于体恤患者的
  病痛，身体力行地减轻患者的舌尖上的痛楚。

吃饭是件难事儿？不难！每个人生下来就会吃！

吃饭是个简单事儿？不简单！有时吃上一口粥都成为最大的奢望！

这就是临床营养工作者经常面临的选择。"吃"还是"不吃"，在常人眼中最平淡的事情，却往往让患者和家属面临最难的窘境。

一

89岁的张老是我国著名的翻译家，不幸患有食管癌，手术后又复发，加之进行了一系列放疗与化疗，最终，他的食道发生了局部梗阻，无法再经口吃饭。即便少量进食馒头，也会发生呕吐，原本消瘦的身体日渐衣宽，半年内体重又下降了10kg。为寻求营养改善，家人将他送至北京协和医院治疗。

第一次看到张老时，按照医疗常规，我马上提出应尽快建立营养支持途径，可以先建立良好的静脉输液途径进行输注肠外营养液或者能够放置鼻饲管输注肠内，以尽快提供充足的营养，恢复营养状态，以期延长生存期。而在与张老交

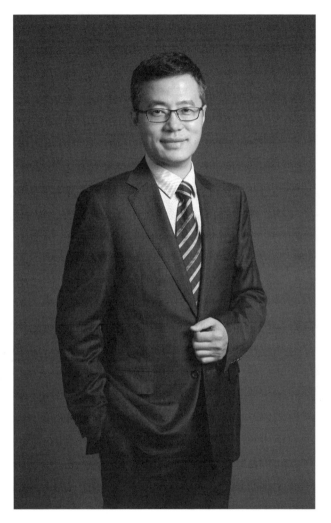

流的过程中，我看到的却是一双睿智的、充满希望的眼睛。他说："陈医生呀，我已经活得够久了，不想再折腾了，而且我这个人除了翻译工作，最大的爱好就是吃，我最喜欢吃的就是西餐，特别是那个马哈鱼子酱，真是人间美味呀！您能帮我实现吗？"

通过与张老的主管医生交流，得知老人在住院第一天就和儿子商量好，不希望有创伤性操作（包括胃管），不做心肺复苏，希望能够保留做人的尊严。他还提出如果能够继续吃饭，就能心满意足。

我再次来到张老面前，提出可能的方案："放置食管支架，可以把被肿瘤侵犯的食管再撑起来，这样您还有进食的机会。但是，这个支架可能'撑'不了很久，而且可能会出血呢。"张老欣然同意，说能吃十天算十天吧。

支架放完了。第二天，我看到老人正在"笨拙地"学习吃饭和吞咽，注意到他的第一顿饭就是米粥配鱼子酱。张老抬头看着我，眼里闪出感激的泪光，连说："Thank you，Thank you，让我吃上了喜爱的东西，我真是好幸福！"随后的日子里，我和协和医院缓和医学团队共同努力，认真分析了张老的生命终末期状况，并列出他的心愿清单。比如：如何减少他吃东西时候的疼痛，如何让他回趟老家，等等。最后，这位羸弱的老人度过了生命末期的6个月时光，期间换了3次支架，但他做到了一直保持经口进食，临终前一天还吃了最爱吃的鱼子酱，平静地在家中离去。

张老走后的一个月，他的儿子特地回到医院对我们表示感谢，说父亲在最后的时光依旧快乐，也完成了自己的回忆录，最大的幸福还是保持了"吃的尊严"。

二

年仅39岁的韩先生在服用感冒药物后发生大面积皮肤脱落和全身感染，诊断为非常罕见的免疫性疾病。在抢救的过程中给予反复的激素冲击治疗，却伴随出现了反复的严重腹泻、感染、肝功能衰竭、肾功能异常。韩先生反复住进ICU3次，血浆置换4次，共住院234天。我见到他的时候，完全是一个"红人"，身上几乎没有一片完整的皮肤，多数区域都在渗血，每天还有二十几次的稀水大便。抬头看到他们一家人的照片，完全无法把那个帅气阳光的青年与这个面目全非的病患结合在一起。

吃饭已经没有可能了，我们尽快启用肠外肠内营养支持，在仅有的一小片皮肤上为他放置了输液导管，成为生命的延续线，保障他出入量的平衡，每天输注4000ml以上的液体来降低他体液的丢失。同时，通过溃破的鼻孔放置细细的胃管，尝试给他输送肠内营养，减少静脉的负担，希望能够逐步恢复营养状况。

在临床医生的帮助下，我们创造了一个生命奇迹——成功将韩先生从死亡线上拉回来。他的皮肤也逐步愈合，一切在预示着希望的光明。然而，他的疾病时常反复，激素总是无法停下来，时间越长，韩先生的焦虑情绪就越明显，经常出现自我放弃的想法，不希望再受罪，想回家、想自然吃饭。

从心理学角度，食物往往是关爱的象征。韩先生对于进食的渴望愈发强烈，越说明我们之前更多地关注了医疗技术本身，而没有在整体身心方面对患者提供关怀和帮助。于是，我仔细询问他的饮食需求，想吃什么？想喝什么？喜欢什么口味的？原本皱眉闭眼的韩先生突然睁开了眼睛，一字一字地和我讲述他想吃全聚德的愿望，讲他口干也不让喝水，等等。

　　知道了他的需求，我就着手开始实现他的"美味佳肴计划"了。每天用不同口味的鲜果汁冻成碎冰，让他含在嘴中，缓慢吮吸，既能缓解饥渴又不增加胃肠道负担。然后，让他假设每天可以去一个自己最喜欢的餐厅，选一道最喜欢的菜肴，模拟去炒菜，最终提出自己的理想口味，并对饭店的菜肴进行点评。韩先生每天有了新的乐趣，也不闹着回家了。然后，我们再依据饮食过渡的原则，从米汤到米粥到蛋羹，一个个试验，不久病房里就时常能听到韩先生向夫人以及护士们报喜："我又吃上小笼包了！""我又吃上狮子头了！""我终于吃上烤鸭了！"伴随着各种菜肴的摄入，人生极其难熬的234天竟也一晃而过。最终，韩先生拿着自己点评的心愿菜谱，要求和我合影后再出院。留在我心中的影像是他那充满幸福的笑容。

　　我们通过使用每日定制食谱的形式，鼓励患者积极地活下去，向他们传递生的希望。每一天都是新的一天，食物不仅仅只是关爱，更是活着的希望。

医学是一门技术，医学更是一门人学。医者的初心是时时去关心、帮助和安慰病人。正如《病患的意义》一书作者图姆斯的一句名言"大夫，你是在观察，而我是在体验"。我想，营养治疗的真正意义不在于治愈某类疾病，而在于体恤患者的病痛，身体力行地减轻患者的舌尖上的痛楚。

点滴关怀，让营养成为有温度的关爱。

作者简介

陈伟

北京协和医院临床营养科副主任，主任医师，教授，博士生导师。

在各类型的营养不良防治及诊疗工作方面有丰富的临床经验。在行业内编写多部基于循证医学的临床指南和专家共识，掌握国际前沿的技术。在国内率先开发营养诊断体系、牵头进行家庭肠外肠内营养支持的教育和培训工作。

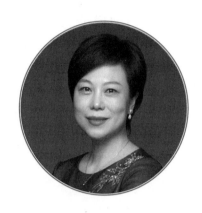

09

说"美"

陈蓉

● 在我看来，健康的身心是女性"美"的基础。我希望，经过
我治疗的患者，都能拥有健康的身心，同时也拥有追求美的
权利。

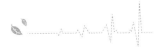

哪个女人不爱美？

作为一名妇科内分泌医生，我日常诊疗时面对的都是女性患者。由于备受月经失调、不孕不育、更年期等困扰，她们来看病的时候，往往面容凄苦、精神萎靡，甚至有些不修边幅。这也可以理解，当身体抱恙，努力恢复健康才是要紧事，哪儿还有什么心思去追求"美"呢？

直到有一天，我的诊室里来了一个复诊的患者。因为接下来还要参加活动，她衣着靓丽，打扮也很得体。为了纾解患者的紧张情绪，我随口夸了一句："今天真漂亮，我差点儿认不出你了。"

听到这句话，她的脸上绽开了笑容。那一刻，我忽然明白，即使是疾病缠身的女性，内心深处仍保留着对美的渴望和追求。那么，我们医生在诊疗时能不能从这一点入手，调动女性患者的情绪，给予更多的情感支持，增强她们对抗疾病的信心呢？

都说"赏心悦目"，从那之后，我在诊疗时也会注重自己的仪容仪表甚至肢体动作和词汇语调的美感，希望唤起患者积极正面的情绪响应。我发现，当我开始有意识地提升自己的形象，患者往往更容易被我积极的精神状态所引导，也更愿意对我敞开心扉。

比如，在妇科内分泌门诊，更年期患者是非常常见的一类人群。她们的身心受到很多症状的折磨，却不被理解，还常被污名化，精神压力很大。欣姐（化名）就是其中之一。

与欣姐第一次见面是在夜门诊。那时她愁容满面，我刚问一句"您身体怎么不舒服了"，她就开始止不住地哭起来。

心情平静一些后，欣姐告诉我，她55岁，绝经已经两年多了。以前身体一直挺好的，但没想到，连续3天病情危急到了叫救护车的地步。

"我当时突然开始心慌、大汗淋漓，脑袋发沉，眼前一片模糊，甚至眼睛都觉得睁不开了。在桌子上趴了好久，才缓过来……"欣姐说，到了第二天晚上，一切"卷土重来"，她再次出现了濒死感，窒息得喘不过气来。欣姐急忙叫了救护车，可等救护车到了以后，所有的症状却莫名其妙地消失了。救护人员刚走，心悸、心慌和濒死感又回来了。以防万一，救护车把她送到了就近的医院，检查却发现，一切"正常"。

"没想到，第三天下午我又像到'鬼门关'走了一遭。这一次，救护车把我送到了安贞医院看急诊。做了各种检查后，医生说我没有大的毛病，也没有冠心病。难道，我要一直'健健康康'地经历这样可怕的发作吗？"

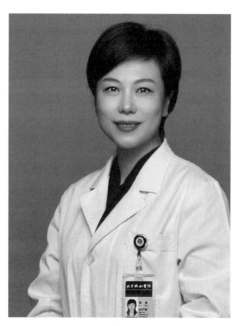

欣姐的声音哽咽起来："我上班的时候总是心神不宁，打开办公室的门，担心自己会发作，被别人看了热闹；可刚关上门，又担心发病时没人看见，会有危险。就这样，门开了关、关了开，越想越害怕，有时还会吓出一身大汗。我的情绪糟透了，甚至早上一起床就想放声痛哭一场……"

我耐心地倾听了欣姐的讲述，又仔细帮她捋了一遍这些症状的来龙去脉。结合年龄、症状和已经做完的各项检查，我告诉她：可能是更年期惹的祸。虽然欣姐已绝经两年多了，但绝经不意味着更年期的结束。更年期还会在绝经后延续数年，而且每个人的情况都不大相同。欣姐的"心脏病"确实不是冠心病，而是更年期特有的假性心绞痛。

听到这些话后，欣姐的表情瞬间就变了，睁大眼睛问道："我这样的情况多吗？还有人比我严重吗？"

"您别担心，这其实是更年期女性比较常见的情况，还不算最严重。"

接下来，我们的沟通就比较容易了。我向欣姐解释了更年期会有这么多不舒服的根本原因是卵巢功能衰竭、雌激素水平低落，并告诉她，性激素治疗可以很好地缓解她的各种不适，只要她能遵从医嘱，很快就可以缓解症状，甚至不到一周就可能感到好转。

开好处方后，我为欣姐介绍了正确的服药方法，并且约好一个月后再来复诊。这次的门诊耗时很久，至少我看得出来，经过长达半小时的倾诉，欣姐的心结已经解开了一多半。

一个月后，她以焕然一新的面貌回到了我的诊室。

我笑着夸赞道："看起来不错，今天很漂亮！"

从欣姐的眼睛里，我看到了别样的神采。再以后，就是我们大家都喜闻乐见的结果。她定期在我这里随诊，状态一直都很好。

熟悉以后我也问过欣姐，当初为什么会来找我，她说是因为偶然看到了我在电视台做的科普节目，感觉很亲切，就觉得或许陈大夫能理解她，也能帮她弄清楚身体的问题。

我又问："您去过那么多医院，之前的医生也给过类似的治疗方案，为什么直到我给处方才执行呢？"

欣姐说，她在看病的时候会忐忑不安地观察医生的语言、表情和肢体动作，从中揣测自己的病情严重程度，以及病情是不是患者中最严重的。"您静静地听我诉说，温柔地和我交谈，坚定地给出诊疗方案，让我感受到了您对我的病情和心理感受的重视。我内心的安全感和信任感一下子回来了。这大概就是医者父母心吧！"

说到这里，欣姐笑了。现在每次复诊，她都像跟老朋友相见一样，把自己打扮得漂漂亮亮，以最好的状态来见我。

更年期综合征是典型的身心疾病，诊疗过程中，医生除了要依靠自身的知识、多年的经验做出正确诊断，给出合适的治疗方案外，良好的沟通也是保证疗效的关键所在。女性更年期患者常常有着强烈的自我否定。作为医生，我们必须鼓励患者，想方设法提升她们的自信和自尊，继而帮助她们战胜疾病。

可是，泛泛的鼓励等于没有鼓励。作为医生，我对患者的过去了解得并不多，也无从挖掘她们人生的闪光点，怎么办？不妨从小的表扬开始，哪怕只是从身上一个小饰物的审美开始聊起，也能快速拉近和患者的心理距离，然后一点点打开她们的心扉，纾解其内心的烦忧。这样，患者对接下来的治疗接受度会更高，依从性也更好，自然能取得显著的治疗效果。

就这样，在不知不觉中，我和女性患者之间架起了一座座沟通的桥梁。

最近两年来，我自己也渐入更年期。无论是在电视节目、短视频还是网络直播中，我都会以饱满的精神面貌去面对观众。一些患者留言说："陈大夫亲身示范，更年期女性仍旧可以魅力不减。"其实，这些可爱的女性朋友们不知道，她们的正反馈，也给了处于更年期的我极大的支持和安慰。

回到开头的那个问题，哪个女人不爱美呢？但究竟什么才是"美"呢？

在我看来，健康的身心是女性"美"的基础。我希望，经过我治疗的患者，都能拥有健康的身心，同时也拥有追求美的权利。

更年期，让我们相依、优雅、自信、从容地迎接人生后半程！

作者简介

陈蓉

北京协和医院妇科内分泌与生殖中心副主任，主任医师，教授，博士生导师。

中华医学会妇产科学分会绝经学组副组长，中国医药教育协会更年期教育培训中心主任委员，中国医药教育协会生殖内分泌专委会副主任委员，中国医药教育协会生殖内分泌科普培训中心副主任委员，中国医学科学院青年教师联盟副理事长，中国医促会妇产科委员会常委，北京医学会乳腺疾病分会常委，北京乳腺病防治学会健康管理专业委员会常委，国际绝经学会及欧洲男女更年期协会会员。

Climacteric（中文版）副主编，《协和医学》《中国实用妇科与产科杂志》《生殖医学杂志》《中华医院管理杂志》等8个杂志的编委。

发表学术论文100余篇，牵头负责国家自然科学基金面上项目及其他多项科研项目，并获得中国医学科学院医学与健康创新项目资助。

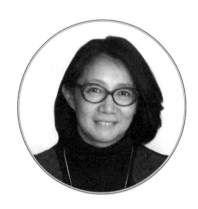

10

关爱·聊天

高晶

● 行医路上，学无止境。所幸，学习的资源非常丰富：除了文
字的学习，更多的是来自行为、经历的学习——向前辈学习、
向同行学习、向竞争学习、向表扬与诟病学习……当然，我
们也需要在每一次充满关爱的聊天中，向病人学习，向家属
的感激与不满学习。通过不断的学习，去帮助更多的人。

"医生给病人开出的第一张处方是关爱"这个条幅在每天路过的老楼的走廊里挂了很久。郭玉璞教授说："有时我们医生能做的有效治疗不够多，我们更应该把我们知道的尽可能地向病人说清楚……"于是，我与病人的交流，就始于这样满怀关爱的聊天。

　　"您好！您有什么需要我帮您？"我们不只聊症状，有时还要聊生活，甚至聊人生，以便更准确地知道病人的疾病状态，需要什么样的帮助。病人和家属千里迢迢、历尽艰辛坐到诊桌旁，最希望得到的就是有效的治疗。然而，有的疾病好治，有的不好治甚至不能治。但是，即使不好治、不能治，医生仍然要尽最大努力帮助患者，让他们尽可能改善生活质量或者保持某些生活能力，延缓疾病进展。

　　认知有问题的患者常常因为记忆的问题、判断的问题，给自己和家庭的生活造成很多困扰甚至伤害。但正是因为存在认知方面的

问题，患者常常忘记自己做过的事，甚至认为自己是健康的。倘若
家属没能发现患者的异常，只是简单指出患者的错误并要求改正，
反而会引来他们更大的愤怒甚至难以控制的过激行为，给家属带来
更多的伤害，患者的病情也会因此加重。

这一天，一位打扮讲究的老夫人礼貌地走进诊室。她端坐在
桌旁，眉毛一看就是仔细画过的。我问："您有什么问题需要我帮
您？"老人答："嗯，我头晕。""多久了？"老人家转头看老伴儿：
"多久了？"

老伴儿回答："你什么时候头晕了？你是记不住事，记忆不
好！"老夫人很愤怒："我记忆好着呢！我没病。"

听到这里，我马上说："没问题！您可能真的不是记忆不
好。您有什么问题需要我帮您？""我不是告诉您了吗？我腿
疼！""哦，跟您一起来的是谁呀？""我弟弟……"

随后，老夫人的老伴儿向我诉说了他的困扰：他的妻子一向彬
彬有礼，吃饭一定要规矩地放好餐垫、餐盘和刀叉，再放好餐巾，
至今不变。变了的是，她吃完饭不久就会抱怨"你怎么一天没给我
饭吃"；在路上不停地吹气，行走的时候离前面的人近了就去踢人
家的鞋；到了商场，总要顺手拿走一颗小西红柿、小糖果，回家藏
到枕头下面……

患者在旁边，自己也间或叹息一下："哎，我这脑子呀，有的

时候确实有点儿断线，想事情时，想着想着就忘了自己在想什么。不过还好，不痴呆，就是老了！"

按照诊疗规范完成协和特有的梯度递进的认知评价，患者的认知功能筛查分数并不是很低（MMSE26分，ADL 24分），但系统认知评价后发现，她有执行功能障碍、语言相关的记忆障碍以及部分视空间功能障碍，并有强迫等行为异常。应用多奈哌齐后，家人叙述比过去听话了一些，似乎重复提问、重复叙述少了一点点，发脾气也明显减少了。又逐步增加了盐酸氟西汀，患者强迫性吐气踢人的行为消失了。

半年一次随诊仍在继续。此时距离老夫人初次就诊已经过去了五年。她依旧礼貌得体地端坐在诊桌旁，画过了眉毛，只不过更"醒目"。再次就诊的时候，我发现她老伴儿的头顶上有新缝合的伤口。老夫人客气地称赞道："医生，您真好啊！把我治得这么好。我现在都能正常工作了，继续写书呢！"事实是，她写得越来越差了，已经停笔两年了。这时，患者的MMSE只有14分，ADL 46分，而且情绪控制差。老伴儿认为自己是好心，想让她多吃点儿东西，结果老夫人拿起了"武器"，用凳子打破了老伴儿的头……去缝合的时候，医生问："您这么大年龄了，跟谁打架打这么重啊？""我老伴儿有老年痴呆……"

痴呆患者的治疗中照料的作用极其重要！照料者角色转换、

心理磨炼以及方式技巧，对病人的治疗及其重要，效果有时强于药物。当面对认知障碍病人照料者时，我多次看到了映着隐忍痛楚的泪眼、写着心力交瘁的愁容、藏着焦躁无助的背影，帮助照料者便成了我诊治病人的一部分。他们中有妻子，有丈夫，有儿女，更有儿媳、女婿。每一位都是可敬的。看上去淡定平和，许多位都有过不可言说的辛苦疲惫、无奈迷茫；许多位都有过感天动地的孝心、爱心、耐心、坚强、睿智！我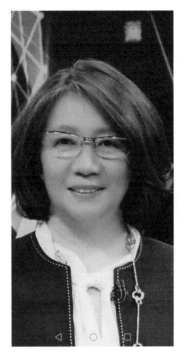一次又一次被他们感动，替他们着急，为他们欣慰！

老伴儿被打得这么重，还貌似淡定，一定要仔细聊聊。"您仔细说一下事情经过好吗？"老伴儿说："我就是让她好好儿吃饭。孩子给家里安装了录像，您看看这一段……"

原来，从视频中可以看到，照料者违背了照料的基本原则：顺和哄。他过于强制地不断阻止患者，逐步激怒患者至冲动控制不当，抢起了椅子……老伴儿缝合回去后，患者很心疼地摸着老人家的头："怎么弄的呀？疼不疼呀？下次小心哦！"

老人家说："高大夫，我尽量地顺着她，哄着她，但是我真的受不了了啊！我有时觉得自己要疯了。"说着说着，他老泪纵横，失声痛哭。

"我日夜操劳、不遗余力地呵护她，可她不心疼我，不讲道理，知错不改。共同生活60多年，从一个大家闺秀变成了疯婆子，我太伤心了。而且她的病情不能逆转，我只能看着她越来越重，我太心痛了……"

因为怕给子女添麻烦、不愿意请保姆，所有事他都要自己亲力亲为，已经有了严重的焦虑。实际上，他比患者更需要紧急帮助。经过与亲属的沟通、心理医生的帮助，更重要的我们建议老人家自己出去旅游两周，再次复诊时，老人家状态好多了。他说，自己刚开始旅游时很有负罪感，但是他记住了医生的话，彻底放松、状态调整好了，才能更好地照顾老伴儿。果然，他回来后发现自己的妻子有很多可爱之处，觉得她很多因病而发的错误是可以忍受的。病人并没有增加药物，只是给予了照料者关怀，状态便好多了，一直未再有攻击行为。

更可贵的是，这一家人在患者去世后，把她的大脑捐给协和医院神经科病理实验室。结果，病理证实老人家的痴呆是由于特殊类型的脑淀粉样血管病造成的，而不是常见的阿尔茨海默病。目前，痴呆的病因确定诊断还要依赖尸检病理，来帮助医生认识疾病的本质，找到治疗靶点。

行医路上，学无止境。所幸，学习的资源非常丰富：除了文字的学习，更多的是来自行为、经历的学习——向前辈学习、向同行学习、向竞争学习、向表扬与诟病学习……当然，我们也需要在每一次充满关爱的聊天中，向病人学习，向家属的感激与不满学习。通过不断的学习，去帮助更多的人。

作者简介

高晶

北京协和医院神经科教授。

中华医学会神经科分会痴呆与认知障碍学组副组长、神经病理学组委员，北京医学会神经科分会神经病理学组组长。

专注于痴呆与脑白质病、非肿瘤脑病理，与团队医生刘彩燕、董立羚、毛晨晖一起建立协和医院梯度递进的认知评价系统以及数据库、生物标本库，以及脑病理组织库。

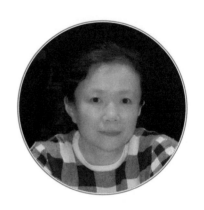

11

让生命从容谢幕

田庄

● 陪伴小榕的过程让我心中充满感激，真正意识到病人是我
 们最好的老师，给我们机会试错，让我看到一个人如果不
 可避免走向死亡，通过不懈努力，当她身体和灵性上都得
 到平安后真的可以从容谢幕，走得如此美好。

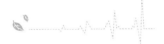

　　"祺祺（化名）你好，请允许我称呼你的小名，我刚认识你的时候，你的妈妈就是这么叫你的。有没有遗憾妈妈今天不能来参加你的婚礼？你的妈妈在天上看到今天的你一定特别欣慰……"

　　没有想到，我人生中写的第一份婚礼致辞是替一位临终的母亲写给她儿子的。信中的祺祺，是个只有10岁的小男孩儿，他将会在多年后自己的婚礼上，收到这份致辞。在这封信里，我转述了祺祺的母亲想对儿子说的那些话：她絮絮叨叨、充满怀念地追忆着祺祺儿时的往事，诉说着她对儿子的思念，以及对祺祺未来的祝福。

　　学医伊始，我们受到的教育和秉持的信念是一定要治病救人，梦想做一个妙手回春的神医。刚工作那些年，我常常在医院守着自己的重病人，不愿回家。然而，总有一些病人，即使我们想尽了办法仍然无力回天。既要面对病人"我到底是什么病""我是不是好不了了"的灵魂拷问，又要应付来自家属的"难道就没有其他办法了吗"的无助发问。作为医生，有时会感到疲于应付，难以面对内心巨大的挫败感。直至病人走到生命终点时，想起他在听到"坚持一下就会好起来的"这样苍白的谎言时，眼神里的失落，医生的负疚感会在不经意间如潮水般涌来，久久不能退去。其实，不能接受死亡的不仅是病人和他们的家人，还有照顾他们的医生和护士。

大约从2015开始，我在宁晓红教授的引导下，逐渐深入到缓和医疗领域，照顾越来越多徘徊在生命末期的病人和他们的家人。这时我才认识到，帮助病人从容度过生命最后的一段旅程，让他们的家人可以安心，其意义不亚于挽救一个生命。

祺祺的母亲小榕（化名）是一位才38岁的肾上腺皮质腺癌病人，生完孩子不久，肿瘤就复发了，反复治疗后，还是进展到了终末期。她很难接受自己的现状，很少谈论自己的想法。照护她的护士和家人也很痛苦，不知道该怎么帮她，只能安慰她"会好起来的"。之后，科室发出了缓和医疗会诊申请，希望让我去开导小榕。

2020年2月，我第一次在急诊会诊见到小榕时，她已经形销骨立，全身上下除了因腹水而隆起的腹部，全都干扁下去，体重不到35公斤。在床旁陪伴她的一小时里，大部分时间都是在听她说，聊她的经历和病情。原来，小榕的家人一直对她隐瞒病情，直到一年前她才无意中发现自己已是肿瘤晚期。小榕说，虽然知道家人已经尽力了，但她还是会埋怨为什么没有早点儿把病情告诉她，觉得自己错过了一些应有的治疗。

我理解她的不甘心，在幸福到达顶点的时候骤然跌到谷底，发现自己时日无多，因此我尽可能多地倾听她的诉说。那天，还鼓励小榕的父母和她的先生向她表达内心的不舍和内疚，帮他们消除了一些误会，也解开了小榕的心结。她说，他们之前很少这样敞开心扉交流，她对家人的埋怨其实也是因为不甘心和不舍得。那天一家人哭了很久，压抑许久的情绪得到了释放。

再见到小榕是5个月后。我进病房的时候，成了她的主治医师。此时的小榕已经瘦骨嶙峋，不到30公斤。但是，哪怕病得很重，她始终待人谦和有礼。每天查房时，我们除了聊病情，就是想方设法谈谈她感兴趣的话题，比如儿子。每当聊起儿子，小榕的眼神中都会流露出母亲的温柔与慈爱。

我常常会试着去探询一下小榕还有哪些愿望。安宁缓和医疗的一个重要目标是希望病人能够善终，他们的家人才能做到"善生"，有勇气在亲人离世之后继续自己的人生。如果要做到善终，除了身体的舒适外，还需要让病人尽可能多地完成自己的心愿，达到心理和灵性的平安。

有时候，我们需要在病人和家人间架起沟通的桥梁，让他们有机会相互表达爱与不舍，甚至创造机会为对方做些什么。在一次家庭会议上，大家发现，小榕一直有一个重要的愿望是想在家里给先生举办40岁生日宴会。我们决定帮她完成这个心愿。

8月，小榕和家人在病房一起给先生过了生日。由于她的身体已经虚弱到没法回家，先生邀请了所有的重要亲友给她录了祝福的视频，甚至包括当年他们婚礼的发型师。小榕邀请我和她一起吃蛋糕、看视频，我们一边看，一边哭。

总有很多愿望是没法真正实现的。有时候我们会一起幻想一些奇迹情景，比如："如果你现在不在医院你会在哪儿呢？""也许会在青岛或三亚的海边，开着车，走到哪儿就在哪儿停下。""在海边和谁在一起呢？""我的家人，爸爸妈妈还有祺祺。""穿什么衣服呢？""沙滩裙吧。""那我下次去海边一定会想起你，替你拍点儿照片。"聊到这些话题，小榕脸上会泛着光彩，某一瞬间仿佛病痛不存在似的，让我相信虽然奇迹不能成真，但幻想时的幸福感受是真实存在过的。

有一次查完房，我问小榕："如果你现在在家里，你会在干什么呢？""可能在看杂志吧，《三联生活周刊》。手边有一杯我喜欢的白茶。""那不介意的话在病房请我喝杯茶怎么样？"小榕欣喜地答应了。一天早查房后，小榕兴奋地邀请我喝白茶，我们端起医院纸杯装的白茶，沐浴在暖洋洋的秋日阳光下，感觉像在一个休闲的茶吧。

随着小榕病情越来越重，她有时候会突然生气，有时一两天都沉默不语，我能感受她的种种情绪，有时会陪她一起沉默。有一天，我对小榕说："我知道你很不甘心，明明都已经那么努力了，想了那么多办法，为什么就是好不了。"听了我的话，小榕眼里含着泪水。我知道，儿子是她最重要的牵挂，问她："有没有想过给他今后人生的一些重要时刻准备些礼物？""其实我已经给他准备了剃须刀作为他的成人礼。""那你有没有什么想对祺祺说的话？""我想让你帮我写。"小榕气若游丝的请求，让我恍惚以为自己听错了。她又坚定地重复了一遍："你虽然不是他的妈妈，但你是特别好的医生。我没办法看着他成长了，我希望你能替我见证那个重要的时刻。"我答应了她的重托，那一刻，小榕脸上第一次有了释怀的笑容。

　　几天后，小榕的疼痛骤然加重，需要用到缓和镇静药物。她拉住我的手说："你一定要记得答应我的事。"也许是因为她放下了牵挂，我突然有种预感，小榕这次可能真的要离开了。我利用中午的时间赶紧写好了给她儿子的婚礼致辞。等她醒来后读给她听。我又赶紧通知了小榕的家人，他们选好了衣服和哀乐。"我想听苏格兰风笛曲，我要用这作为我的哀乐。"

　　小榕昏迷前最后说的话是："医生，谢谢你照顾我这么久。""爸爸妈妈，我爱你们，谢谢你们照顾我。"她在生命谢幕的时候终于与家人、与自己达成了和解，在我给她化漂亮的妆容时安详地离开了，没有撕心裂肺的哭喊，只有如水的风笛曲，无声地落泪，依依地道别。

我一遍遍谢谢她的陪伴，谢谢她教会我怎么更好地照顾别的病人。泰戈尔有一句诗："生如夏花之绚烂，死如秋叶之静美。"诗句蕴含着一种平静自然的生死观。落叶般从容，仿佛也是死亡最美好的姿态。陪伴小榕的过程让我心中充满感激，真正意识到病人是我们最好的老师，给我们机会试错，让我看到一个人如果不可避免走向死亡，通过不懈努力，当她身体和灵性上都得到平安后真的可以从容谢幕，走得如此美好。

作者简介 ♥〜〜〜

田庄

北京协和医院心内科主任医师，国际医疗部副主任，教授，硕士生导师。

中华医学会心血管病学分会心衰学组成员，北京医学会临床药学分会常委，中华医学会临床药学分会第一、第二届委员会青年委员会副主任委员等。

主持北京自然科学基金项目一项。作为单位负责人参与"十三五"国家重点研发计划"罕见病临床队列研究"。

主要从事心内科常见疾病的诊治，专长于心衰心肌病、肺动脉高压的诊治及超声心动图等影像学研究。

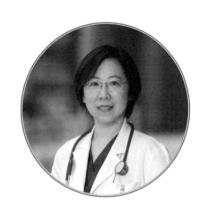

12

心愿

赵林

● 每天都在面对生与死的问题，有欣喜，有无奈；每天也都在和我的病人分享治疗成功的喜悦，治疗失败的痛心。医者仁心，唯望心愿都能实现。

回想二十年行医经历，作为一名肿瘤内科医生的我感受过无数次治愈的欣喜，但也留下许多无奈和遗憾。匆匆的岁月中，时常萦绕在耳边的是特鲁多医生的那句名言："有时是治愈，常常是帮助，总是去安慰。"当我面对一位肿瘤患者时，当我竭尽全力去制定治疗方案时，我也常常会想，什么是真正的帮助，什么是千里来寻医问药、对我报以无限信任的病人和家属真正的需要，我该以怎样一颗理智又柔软的心对待这些赤诚的朋友。

　　诚然，肿瘤是一个令人恐惧的疾病。我和无数致力于肿瘤治疗的同道一样，都有一个心愿：希望通过我们高超的医术、团队的合作，彻底地治愈肿瘤。但是，肿瘤的治疗过程总是伴随着我们不愿见到的副作用，有时是器官的切除，有时是失去一头美丽的秀发，有时是美丽面容上的皮疹和色斑……从医生的角度来看，这是可以接受的代价，但当我与患者耐心地沟通，真正换位思考时，我才明白，医生不仅要治疗身体的疾病，更应该有一颗柔软的心和一双善于倾听的耳朵，了解患者真正想要什么，帮助他们实现自己的心愿。

有一个美丽的姑娘，在计划拍婚纱照的前夕，发现得了胃癌。不幸的是，她已是局部晚期，虽然没有远处的转移，但病情不容乐观。她的未婚夫一直伴其左右，不离不弃。

我们和外科医生共同制定了先化疗、再手术、再化疗的方案。术前的化疗、手术都比较顺利，但在术后化疗过程中，患者因口服药物出现了比较严重的腹泻，因此调整为全部采用静脉化疗的方式。没想到，两个月后，她忽然提出要先拔掉PICC管，换回口服化疗药。

得知这个消息后，我的第一反应就是劝她打消这个念头。为了她的健康着想，我苦口婆心地与之沟通："口服药对你来说，拉肚子的副作用太明显了。你的手术刚刚结束没多久，按时且足量的化疗非常重要。"姑娘有些不好意思地开口："赵医生，我知道您是好意，但我近期计划举办婚礼。"

听了这样的回答，我一时语塞。理智上，继续静脉化疗应该是更好、更保险的选择；感情上，我也真心替这位姑娘高兴，希望她的心愿实现，希望她的婚礼不留下任何瑕疵。最后，我还是决定给她短时间内换回口服药，并加强对症药物的预防使用。小姑娘顺利

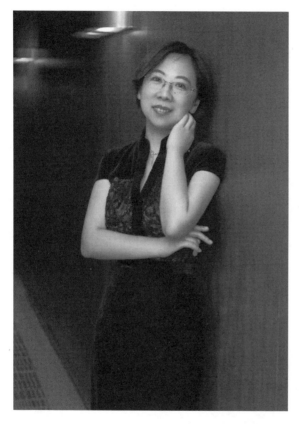

地举办了婚礼，婚礼后继续回协和治疗。现在，她已经停止治疗，继续她的幸福生活。

事情虽小，困难程度也不太高，但在我心里却留下了深深的痕迹。我为她的治愈而高兴，更为她没有因化疗留下人生遗憾而欣慰。每次回忆起她，我都会想，作为医生，我们的责任不仅是去治愈病人的身体，更应该帮助他们修复受到创伤的心灵。

在肿瘤治疗过程中，经常需要切除一部分器官。有些器官切除后对患者生活的影响不大，但也有些器官不然。比如直肠，一旦切除，患者往往需要在腹部挂个造瘘袋，来替代人体正常的肛门。腹部带着一个"粪袋"，会给生活带来诸多不便。不少直肠癌的患者在面对这个问题时，常常陷入两难境地：是保肛，还是保命？

一位70多岁的老奶奶，在查体中发现了直肠息肉，先行局部手术。但很不幸，病理报告提示已经癌变，且侵犯较深，应该再补做扩大切除手术。因为病变位置比较靠下，若扩大手术，则无法保留肛门，需要长期带造瘘袋。

老人家完全无法接受，我和她女儿沟通后，决定一起做老人家的思想工作。"等您做了手术，病就治好了。造瘘袋很多人都在用，不影响生活的。您看，同病区的病人，造瘘袋护理得很好呀。病治好了更重要。"大家轮流上阵，但老人家打定主意，就是不同意，说多了，老人家就讲："我都这么大年纪了，不怕死。"

老人的老伴儿刚刚去世，心情非常低落。作为医生，我一直相信生命是最值得珍视的，但面对一位宁可缩短生命，也不肯放弃生活质量的老人，她的心愿到底值不值得珍重？作为她的医生，我真的能代替她做出选择吗？

在反复沟通后，我们最后还是尊重了老人家的选择，没有继续手术，转而采用了放化疗的方式。现在，已经5个年头，每次见到她时，老人都会向我道谢，感谢我满足了她的心愿。

作为肿瘤内科医生，经常要面对现代医学的局限，当面对一名晚期肿瘤病人，当我只能尽力延长病人的生命时，也经常会自问："什么是真正的帮助？当他们请我照顾他们生命最后的一段时光时，我要怎样去安慰？"作为一名医生，往往不得不将坏消息告知患者和家属时，我经常会问："你希望怎么选择你的治疗？"有的病人希望能有时间完成自己的研究，有的病人希望能陪伴孩子参加高考，有的病人希望能精精神神地参加孩子的婚礼，有的病人希望能去自己梦想的地方游玩……面对这些朴素的愿望，在病情许可的情况下，我都愿意帮助他们去实现。

每天都在面对生与死的问题，有欣喜，有无奈；每天也都在和我的病人分享治疗成功的喜悦，治疗失败的痛心。医者仁心，唯望心愿都能实现。

作者简介

赵林

北京协和医院肿瘤内科副主任，主任医师，副教授，硕士生导师。

北京肿瘤防治研究会消化肿瘤专家委员会主任委员，北京抗癌协会食管癌专业委员会副主任委员，北京肿瘤病理精准诊断研究会副会长，CSCO结直肠癌专家委员会委员，CSCO食管癌专家委员会委员，CSCO抗肿瘤药物安全委员会委员，国家远程医疗与互联网医学中心胃肠肿瘤专家委员会副主任委员，中国医疗保健国际交流促进会胃肠外科分会常务委员，北京乳腺病防治学会肿瘤免疫治疗专业委员会常务委员，中国研究型医院学会精准医学与肿瘤MDT专业委员会常务委员，中国医疗保健国际交流促进会结直肠病分会常务委员，中国研究型医院学会肿瘤外科专业委员会常务委员。

已撰写、发表论文70篇，其中第一作者或通讯作者论文35篇，SCI论文10余篇；参与了《抗肿瘤药物临床应用指南》《肿瘤内科诊疗常规》的编写；已有三篇摘要被美国临床肿瘤学会年会收录，并在2017年世界胃癌大会、2012年亚洲肿瘤学年会上做口头发言。

　　获中国医学科学院医学与健康科技创新工程、医学科学基金会、CSCO专项基金、中国抗癌协会专项基金、北京协和医院青年基金的科研资助，并参与国家自然科学基金重点项目的工作。

　　擅长胃肠道肿瘤的化疗、靶向治疗和个体化精准治疗，在综合治疗方面有丰富的多学科协作诊治经验，改善了患者的生存时间和生活质量。对合并严重基础疾病及并发症的疑难肿瘤患者具有独特的治疗经验。

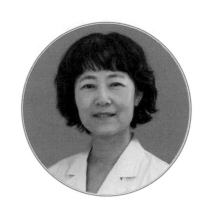

13

陪父亲就医

刘晓红

- 我有三个身份。其一是医生，其二是患者，其三是家属。

- 珍惜陪伴父母的时光，父母是风筝的线，是家，是子女和
  死亡之间的一道墙。

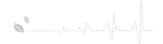

　　我有三个身份。其一是医生，由消化内科医师转做老年科医生已有10年，至今仍在老年科工作；其二是患者，1960年出生的我现在也步入了老年期，近3年内做过乳腺癌和肺癌手术，体会到了老年患者的茫然、忐忑；其三是家属，目前由我照顾92岁高龄的老父亲，个中艰辛，只有经历过的人才能明白。

　　在这三个身份中，最难的是老年患者的家属。在我的身边，很多同龄人的父母也都进入了高龄期（80岁）。陪伴父亲就医的这段经历，让我对老年患者所面临的困难以及诉求，有了更深的体会和感悟。

　　我的父亲是一位离休的教授级工程师，睿智、充满活力，一直工作到70岁，很少看病。我的母亲比父亲小5岁，却体弱多病，一直受父亲照顾。在父亲85岁那年，他带着我母亲回崇明故乡，玩儿电脑、智能手机，写回忆录。也是在那一年，父亲因肾盂癌做了一侧肾和输尿管切除，术后没有做化疗。父母离休后，家里开始请小时工，隔天来两三个小时，帮忙做做家务。

身为医生，我很认同这样一种观念：我的生命我做主。在过去，父亲和母亲的肿瘤手术都是在明确告知他们后进行的。记得在父亲87岁那年，定居国外的妹妹回来探亲，我带她旁听了老年缓和医疗课程。我妹妹也认为缓和医疗非常重要，赞同做生前预嘱。之后，我们一家人讨论了生老病死的话题，并做了预立医疗自主计划。在这次家庭会议上，二老均表示希望知晓病情，不想"糊里糊涂"地进行无谓的抢救。特别是父亲，坚定地表明不愿受治疗之苦，不愿过度检查，也不愿意去养老机构，希望在家里自在生活。我们还讨论了丧葬事宜和财务等事项，并形成文件保存。此后，我退掉了养老社区的押金，我们开始珍惜相聚的时光，母亲做了3本照片集放在书柜里。

每次我回家看望父亲和母亲，我们都会一起品下午茶，谈论快乐趣事和健康保健，我常夸二老是"成功老龄化"的老人。当夕阳西下，他们会一起下楼，目送我开车离开。每一次，当从后视镜看到父母渐远的身影，都会忍不住泪蒙。我知道，我们相聚是见一次少一次，却不知道哪一次会是最后一次。

两年前母亲病故，这使得89岁的父亲健康状态急转直下。他每天流泪、自责、借酒消愁，精神上也很孤独。为了照顾父亲，我们请了一位做事麻利、很有耐心的住家阿姨，在一定程度上提高了父亲的生活质量。一年后，父亲逐渐从哀伤中走出来，情绪变得平稳。但我却有一种强烈的感受：他，老了。

父亲的记忆力出现了明显下降。他感到体力一下子变差了，常在站立后头晕（直立性低血压），走路时突然膝关节绞索，害怕跌倒，但还是拒绝用拐杖。我发现父亲双侧下肢轻度水肿，有时会胸闷、夜间憋气，考虑可能与心功能衰竭有关，于是，间断口服小剂量利尿剂，在水肿和头晕之间找平衡。

我一直记得父亲的坚持，他想要为自己的生命做主。于是，去年妹妹来探亲时，我们特意请父亲做了生前预嘱的录音录像。

今年父亲过了91岁大寿，尽管近期记忆力很差，不再能自己服药和独自外出，但仍然关心家人。我每次离开都会收到他的微信："到家后报个平安。"我们的下午茶仍在继续，话题是回忆过去，比如父亲中学时代的地下党工作、大学留苏学习，有的时候，他也会讲起我们姐妹俩的幼年趣事。尽管父亲那一代人吃过不少苦，但他觉得每个阶段都有收获和乐趣。我总是叮嘱他量力而行，最重要的是不发生跌倒。他常常遗憾地念叨，如果听了我的建议，早几年就请住家阿姨，生活质量就会提一档，老妈就会享福多活几年（那时是老妈坚决不同意）。另外，就是嘱咐我照顾好他的宝贝孙女，我都会一一答应。

父亲很满足这一生，对死亡看得很平和。他说："人都是要离开这个世界的，这是很自然的事情。我也没有可牵挂的了，到时候就可以去陪你老妈了。"

一个半月前，父亲因发热、呼吸困难、意识混乱（谵妄）住院。他的肺炎和感染造成的胸腔积液、呼吸衰竭是这次住院主要处理的急性问题。除此之外，父亲还有多种慢性病，如高血压、阵发性房颤、前列腺增生、心功能衰竭、肾功能损害。好在通过维持药物治疗，情况比较稳定。通过老年综合评估，发现父亲有营养不良（近期体重下降10kg，低白蛋白血症，发病后不能进食）、痴呆、谵妄、衰弱、便秘等老年综合征，这些都是木桶的短板，对他的躯体功能和生活质量的影响远超过稳定的慢性病，需要针对性处理。更重要的是评估功能状态，父亲的躯体功能和认知功能、视力、营养状态都不好。

高龄老年患者的医护主要目标是维护功能，而不是治病。医患双方达成的住院目标是，对于稳定的慢性病不动，主要是静脉用抗菌药物要用够一周疗程，同时营养支持；引流部分胸腔积液，完全抽干会引起胸痛；药物重整，改善夜间兴奋不眠。住院日越长，高龄老人的功能可能会越差，当改为口服抗菌药物，可以三餐进食，加用经口补充肠内营养制剂后，就回家。

环境支持和出院后的照护也非常重要，入院就要开始为出院做准备。我们购置了标准的护理床和床垫、床旁厕椅、轮椅等，餐桌加了防撞角。住院8天后，父亲就出院回家了。

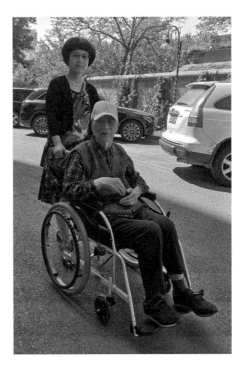

出院一个月来，父亲没有呼吸困难和下肢水肿，体重平稳，但仍有直立性低血压，认知功能没有回到急性病之前的状态，容易激惹、警觉，中远期记忆力也受到影响。他常常会搞错时间，问我老妈在不在家。通过装在客厅的摄像头，看到他白天总是打盹。他需要全天有人照护。我在家人和阿姨群里开始发一些照护失智老人的视频和资料，这时也了解到，阿姨有照护失智婆婆的经验。

因为全天照护父亲，阿姨的体重也下降了，她有些紧张。我知道照护者的艰难，因此会通过各种方式帮阿姨舒缓压力。

尽管我可以从专业角度判断父亲的预后，理智上也很清楚父亲的健康状态在快速下滑，生存期有限，但看到从前靠山一样的父亲现在如此衰弱，心里总是空荡荡的，感到无助。有时，我还会有崩溃感，害怕家里来电话。我知道，这是心理上急需舒缓的标志。

我会通过听歌来转移压力，每周和妹妹通话几次，有时会忍不住哭泣，之后会感到释放。我们一家人的感情变得更加凝聚了，历经改变的生活仍在继续。

我想和同龄人分享的是：老年人不是年龄大些的成年人，他们往往衰老和多病共存，躯体功能下降，健康状态还受到经济、医护、环境支持等方面的影响，需要跨学科团队的全人、个体化照护，这与以疾病为中心的专科诊疗是显著不同的。好的医疗需要考虑到患者的意愿，在客观告知患者病情的前提下，由医患共同做出决策。

衰弱是指人体由多系统构成的稳态网络体系破坏，丧失了抵抗外来打击的能力和打击后的复原力，所以，即便是弱打击（如上呼吸道感染）也会致命，更难以承受手术、肿瘤化疗等；过度的检查、治疗和多重用药也是打击。恰当的医疗是让老年人在多病、功能受损的情况下，通过良好的支持和照护，维护老年人残留的功能，与外环境达到新的平衡；避免出现不良事件；让老人在自己希望的地点生活并得到不仅是医疗，还有护理和生活照料，解除痛苦（包括躯体、社会心理和灵性方面）。提高老年人及其家人的生活质量，帮助照料者，这正是老年医学的"以人为本"的整合医护照料的目标。

《"健康中国2030"规划纲要》提出，建立健康老龄化的医疗保健体系，二级及以上医疗机构建立老年医学科。我希望通过我的努力，帮助更多的老年人及其家属，其中也包括我们自己。

珍惜陪伴父母的时光，父母是风筝的线，是家，是子女和死亡之间的一道墙。

作者简介

刘晓红

北京协和医院老年医学科、北京协和医学院老年医学系主任，主任医师，博士生导师。

中华医学会老年医学分会常委，老年营养不良与肌少症学组组长，中国医师协会老年医学科医师分会副会长，中华医学会肠外肠内营养分会老年营养学组组员，中国老年保健医学研究会缓和医疗分会主任委员，北京医师协会老年医学专科医师分会会长，北京医学会老年医学分会副主任委员，北京市老年学和老年健康学会副会长。

国家卫健委人才交流服务中心全国医养结合领域专家，安宁疗护试点基地培训教师，国家健康科普专家库专家，北京市住院医师规范化培训专科委员会（第二届）内科专业委员。

《中华老年多器官疾病杂志》副主编，发表文章170余篇，主编全国高校医学专业研究生国家级规划教材《老年医学》（第3版）。

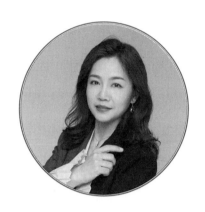

14

你的眼神

康琳

- 生老病死是人生的必经过程，生如夏花之灿烂，死如秋叶之静美，勇敢地面对、平静地走过，也许是一种更好的选择。

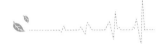

　　每当耳畔传来蔡琴那首深沉悠扬的《你的眼神》，我的心都不由得微微一颤。仿佛有一双那样的眼睛，枯老但深邃，总是探究而胆怯地望着我。那样的眼神，让我想起了曾经在病房住了很久的一位老人。

　　那是一位慈祥的耄耋老人，也是一位卓有成就的翻译家。"文化大革命"时遭受过很多艰难，改革开放后老骥伏枥20年，近几年在家中颐养天年，倒也闲适。

　　一年前，老人因为进食哽咽入院，经胃镜证实为食管癌。病理结果还没出来时，老人曾跟我们聊天，提到他印象里熟悉的人，说道："钱钟书、冰心临终前都在病床上躺了很久，如果我到了那个时候，可不希望受那么多罪。"

　　老人的两个儿子都是极其孝顺的，得知诊断结果后难过了很久，其中一个儿子还辞掉工作专心伺候老人。但在是否把真实病情

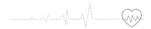

告知老人的问题上，两个人出现了分歧。大儿子觉得应该让老人知情，二儿子却坚持瞒着老人，理由是"怕父亲知道了实情受不了，心里会崩溃"。

在反复讨论和协商后，大儿子也同意先瞒着老人，只告诉他是"良性食管狭窄"，一家人的决定是：只缓解症状，不做手术也不做放化疗。

食管癌和食管狭窄这两个病的症状都是吞咽困难，但预后却截然不同。从医生的角度，我们是主张告诉患者实情的，因为在医学上，"知情权"和"以患者为本"是头等重要的。患者本人有权知道自己的真实情况，以便做出遵从本心的决定：生老病死是人生的四部曲，如果结局无法改变，是将最后有限的日子留给医院，接受手术、化疗等治疗，同时承受可能带来的副反应，还是顺其自然、安安静静地走完生命的归途，用有限的时间完成未了的心愿，见见想见的人，说说想说的话……

以这位老人的学识和经历，我们觉得他可以经受得起这样一个事实，也完全有能力为自己做决定。但自始至终，两个儿子坚持隐瞒病情，仅以良性病变告知。对于已经90岁高龄的老人，不进行过度的有创治疗，尽量保持较高的生活质量，也是一种合适的选择。

老人出院时，眼神里都是感激和如释重负。刚出院后的那段时间还是比较平静的，老人的儿子不时给我们带来消息说，父亲恢复得还不错，也能吃些半流食。但老人对生活质量的要求比较高，既然自己只是食道狭窄，而且是"良性"病变，便逐渐大起胆子，进食也丰富起来，甚至有一天吃了鱼子酱还喝了红酒，结果当天便出现了消化道出血，第二次住进了医院。

这次入院复查的情况更糟糕，老人的食管癌进展、溃疡和狭窄都加重了，肿瘤还累及到了贲门（胃和食管的结合部位）。我们和老人的两个儿子进行了反复沟通，结果却不尽如人意。兄弟俩的孝心的确值得称颂，从老人的护理情况就可以看出他们有多尽心。但在病情告知问题上，两人依然坚持自己的意见，不让老人知道实情，由他们代替老人做下一步决定。

其实，这种情况在我的患者中经常见到，很多家属在面临恶性肿瘤的诊断时，第一个反应便是"不要告诉爸爸/妈妈"，毕竟大多数人都认为，父母无力承受这样的噩耗。诚然，有些老人内心的确比较脆弱，但也有的老人面对疾病时坦然又坚强。

为了让兄弟俩改变想法，我给他们讲了一个老伯的故事。虽然身患肾癌和肝癌——"双癌"，但老伯依旧乐观开朗。他白天独自来看病，晚上回家还要照顾重病卧床的老伴儿。老伯的儿子得知所有检查结果后，从新西兰辞了工作赶回北京，和父亲、叔父一起参加了我们组织的家庭会议。和患者及家属沟通后，我们遵从他们的意见，原原本本地将病情、各种治疗方案的风险及获益告诉了老

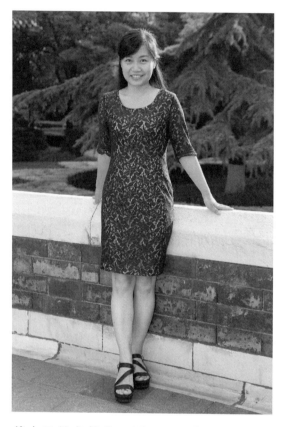

伯。我记得，黯然的情绪在老伯的眼神中一闪即逝，之后，他毅然决定：控制好肝硬化等慢性疾病，除此之外，不再做任何治疗。

家属表示，尊重老人的意见。在那之后的两年时间里，老伯定期来门诊，带给我们的都是好消息：检查指标都和之前没什么变化，他也继续无微不至地照顾着自己的老伴儿。历经了两年时间，在对症药物的辅助下，老伯看着儿子结婚、生子，送走了卧病多年的老伴儿，最终在某次门诊就诊时猝然离世。临终前说，没有遗憾……

翻译家老人的儿子在听了这个故事后，还是没有改变主意。甚至有一次，我们请来美国皇后医院的一位老年科教授专门讲"临终关怀与和缓医疗"，特意把老人的小儿子也请到了现场。当美国教授问到"如果是你自己得了癌症，你是否愿意知道病情"时，小儿子斩钉截铁地说："当然，我自己一定要知道，我还要安排很多事情。""那么，你的父亲呢？为什么不能让他知道？他是高级知识分子，在治疗上，他时常拿大主意，如果没有得到准确的信息，后面的决定将会是不恰当的。"

小儿子沉默了。可在他的心里，还是不想让慈祥的父亲得知身患癌症这样一个"无法承受"的事实。

第二次住院后的治疗，让老人彻底变了样。癌症像恶魔一样蚕食着老人的身体，因为无法进食，他越来越瘦，眼眶越陷越深，那副样子让我们有些不忍面对。每次查房时，老人都会用期盼、恳求的眼神望着我们。他的话不多，但那双苍老的眼睛似乎在不断央求我们，想想办法，再帮他想想办法……

老人的小儿子多方打听，得知放置食管支架可以暂时解决梗阻。但此时老人的癌症已有胃部转移，而且高龄老人的胃蠕动很差，如果放置支架，很可能引起严重的胃液反流。我们建议给老人下一根胃管，管饲营养液。但老人认为，自己只是"良性病变"，不接受这种治疗，坚持要放支架，彻底解决吃饭问题。

两个儿子拗不过老人，最终同意支架手术。然而，术后持续的大量胃酸反流让老人觉得胃灼热、胸痛，苦不堪言，浑浊的眼里再没了光彩，甚至一度要求拔除支架。但这时已经不可能了。老人出院后不久，误吸反流还是造成严重的肺部感染、呼吸衰竭，虽经全

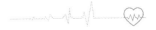

力抢救，老人最终还是走了。

老人离世后，我和他的两个儿子仍然保持着联络。他们很感谢医院对老人的治疗和照顾。在不断的沟通中，兄弟俩依然觉得，"不告诉父亲实情"是正确的选择。但参与过"临终关怀与和缓医疗"这样一场大讨论后，他们对死亡、对亲情有了更深的了解。得知我们要在国内做"生前预嘱"的调查与宣传，老人的大儿子还特意发来短信说："我觉得你们现在做的事是功德无量的，如果需要，我愿意参与您的活动，以我切身的感受与更多的患者家属交流，让更多的中国人转变意识。"

在老年科，我们见过很多令人难忘的眼神，有难过、痛苦的，有留恋、不舍的，也有坦然、从容的。生老病死是人生的必经过程，生如夏花之灿烂，死如秋叶之静美，勇敢地面对、平静地走过，也许是一种更好的选择。

附注：

2016年，北京协和医院老年医学科牵头，曾进行过一项包括全国15个省市的25家医院参与的关于"生前预嘱（Advanced Care Planning / Advanced Directives）"的临床多中心研究，结果显示：患者对"生前预嘱"的了解程度很低，调查对象中仅有38.3%的患者曾经听说过这个概念。然而，当被告知"生前预嘱"的概念后，大多数患者更愿意获知病情并自主决定治疗策略。仅有不到1/5的患者选择在不可逆的生命终点继续维持生命支持治疗。这项结果与中国当前的临床现状差距明显。当被告知ACP/ADs的概念后，一半以上的患者表示他们希望签署表达自己愿望的文件，这个比例也较之前报道的数据更高。

作者简介 ❤〰〰

康琳

北京协和医院老年医学科副主任，副教授，硕士生导师。

中华医学会老年医学分会第十届青年委员会副主任委员，中华医学会老年医学分会老年营养不良与肌少症学组委员兼秘书，北京医师协会老年医学专科医师分会常务理事兼总干事，北京医师协会老年医学专科医师分会第一届青年委员会主任委员，北京医学会肠外肠内营养学分会第二届青年委员会副主任委员，世界华人医师协会会员，亚洲肌少症工作组成员，中华医学会《中国临床案例成果数据库》学术指导委员会委员。

获第四届国之名医·优秀风范奖，第七届北京优秀医师，第五届"敬佑生命荣耀医者"科普影响力奖。

《中国医学论坛报》老年医学专栏副主编，《协和内科临床》执行主编，《中华老年医学杂志》通讯编辑，*Aging Medicine*杂志编委，《协和老年医学》《老年医学诊疗常规》主编，《老年人居家锻炼计划（视频版）》主译，《老年医学临床实践》副主译。

承担并参与多项科技部、北京市科委临床科研项目及协和医学院教学项目。在国内外核心期刊等刊物发表论文多篇。

主要从事营养不良、衰弱、肌少症等老年综合征的综合评估和干预，多重用药调整，老年人的健康管理、疾病筛查预防及老年人围术期管理。擅长老年共病尤其是老年心血管疾病的诊治。

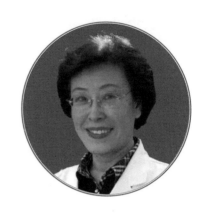

15

为了病人的医治
为了病人的康复

华桂茹

● 对病人有爱心，就是关心他们的疾苦，关护他们的病情，关注他们的要求，解决他们的问题。

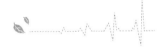

　　用理疗与康复为病人解除苦痛、恢复功能是我57年行医的基本工作，病人满意的笑容，就是我最开心的时刻。

　　一位下肢静脉曲张、营养不良性小腿溃疡反复发作多年的老年患者，在药物及外科都无能为力的情况下来到我科。当时，呈现在我眼前的病变的小腿，黑乎乎的一片，在干瘪的、疤痕累累的小腿胫前及内踝处，有两块大的溃烂伤口，腐臭的烂肉和脓液令患者痛苦不堪。这样的溃烂是相当难治的，如果病情加重，这条腿就难保了，因此，我必须知难而上，竭力减轻患者的痛苦。

　　经过仔细的换药处理后，我决定用大剂量的紫外线照射，促进坏死组织脱落、清洁伤口。我告诉病人不要着急，相信我们会治好他的，但需要些时日。病人得到了宽慰，每天按时来治疗。我为其换药，仔细检查伤口状况。虽然伤口上的辅料渗透出脓血，散发着难闻的气味，他自己都感觉不好意思，但我一点儿都没觉得别扭。

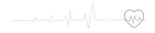

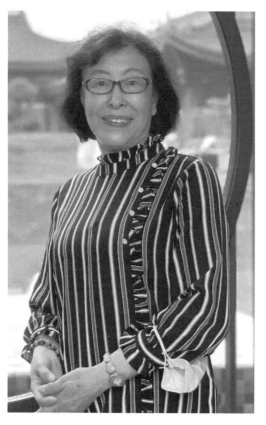

当他的伤口已无脓血、辅料干净时，我及时将紫外光照射剂量减小，并增加白热灯、激光照射，以促进肉芽增生、上皮生长及伤口愈合。

经过精心治疗，两处溃疡先后治愈。病人特别高兴，让我们去他那儿吃羊肉馅儿饼。我们更开心，因为病人的疾苦没了，我们就安心了。在他临走前，我详细叮嘱怎样避免溃疡的再发，即使出现小的破皮，也要及时就诊。

这样的病人会经常遇到，或重或轻，或急或缓，但我们都保持着爱心、信心和耐心。

对病人有爱心，就是关心他们的疾苦，关护他们的病情，关注他们的要求，解决他们的问题。

要有信心，就是要将他们的病治好；同样地，让病人也有信心战胜疾病，很好地配合治疗。

要有耐心，就是在整个治疗过程中，面对病情的反复、恢复的快慢，我们都要不惧难、不灰心，始终耐心地去治疗。

在治病过程中，不仅要关注病情，更要关心病人的心态，消减病人的疑虑，让病人建立治好病的信心，和我们一道战胜伤痛。

这就是57年来我在协和行医的体会。协和给了我们这种精神，我们又用这种精神去为病人服务。

医疗的经验是在实践中不断观察、总结得到的。曾经有一位年轻的妈妈焦急万分地抱着小婴儿来到诊室。她哭诉着：由于给孩子戴了自己缝制的纱布手套，孩子哭闹不止，在解开手套的瞬间，她吓坏了，因为婴儿的手已经变样了。外科有人说恐怕手指保不住了，建议尽早截指。不知是谁说先到理疗科看看。我理解这位妈妈心急火燎的心情，一边安慰她，让她相信会有办法，一边仔细检查孩子的手，发现稚嫩的小手的右中指严重红肿，末端已经变黑坏死，必须抢救治疗，否则截指不可避免，手的功能必然受损。

我们立即给孩子做了无热量短时间的超短波治疗，每天一次，并且密切观察手指的变化，随时更改治疗剂量。几天后，奇迹出现了，孩子手指的红肿完全消退，坏死的末端自然脱落了，未留下任何伤痕。小婴儿又开始手舞足蹈了，妈妈破涕为笑。我们更高兴，因为孩子得救了，不会因截指造成日后的功能障碍。我们从中积累了宝贵的治疗经验，之后又治愈了不少类似的病人。

物理医学康复科是个平台科室，我们对各个学科、各种疾病都要有比较充分的了解，对其诊断、治疗都应该比较通晓，这样才能够处理好各种不同的疾病。而且我们不仅要治病，还要恢复其功能。

在很多患者心目中，协和医院可能是医治疾病的最后一站。所以，我们一定要对病人高度负责，要有精湛的医术，把科学精神与人文精神完美地结合起来。牢记严谨、求精、勤奋、奉献的院训，全心全意为病人服务，为健康中国、人人健康做贡献！

作者简介

华桂茹

北京协和医院物理医学康复科主任医师，教授。

自1964年至今在该科从事医疗、教学和科研工作。曾任北京协和医院物理医学康复科主任，中华医学会物理医学康复分会主任委员，北京医学会物理医学康复分会主任委员，中国康复医学会常务理事等。

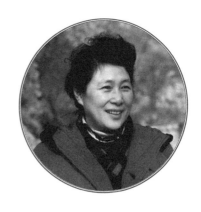

16

真心对待病人，
病人会知道的

钱家鸣

● 做医生时间越长，越能懂得医学泰斗张孝骞老主任的至理名
  言"如履薄冰，如临深渊"的内涵。

我常说："做医生时间长了，胆子就小了。"做医生时间越长，越能懂得医学泰斗张孝骞老主任的至理名言"如履薄冰、如临深渊"的内涵。

我是1977年恢复高考后的第一届医学生，白驹过隙，转瞬39年过去了，除了读研和出国，我一直在北京协和医院工作。

我还是年轻医生时，有幸在名师身边成长，成为张孝骞和潘国宗两位大师的学生，他们引领我步入消化亚专科这一领域。由于协和医院的平台，也因为两位大师的缘故，我很早接触到了炎性肠病，并将它作为我终身奋斗的方向。

1992年，我从美国学习归来后，申请了卫生部回国人员青年基金，希望把1991年刚刚发表的肠病TNBS模型作为研究点，进行炎性肠病的研究。这个想法得到了潘国宗教授的支持，在成功申请基金之后，他无私地把自己积累的60例炎性肠病资料交给了我，让我对这个疾病产生浓厚的兴趣，从此在炎性肠病领域越走越远。

炎性肠病（Inflammation Bowel Disease, IBD），在20世纪一直被称为"西方病"。在中国，直到10年前，IBD还被认为是罕见病。近十年来由于我国发病率、诊断水平的提高，IBD逐渐脱掉了"罕见病"的帽子，成为一种常见病，但其发病率也远不如消化溃疡、消化肿瘤等其他消化系统疾病那么高。

IBD最大的难题在于诊断。它不同于肿瘤，内镜活检病理可以作为肿瘤诊断的"金标准"，却不能用于诊断IBD。IBD医生要排除导致肠道溃疡的所有疾病（肿瘤和感染等）之后，才能考虑是炎性肠病。更为严峻的是，需要等待用药治疗后评估疗效，才能获得最终临床诊断结论。因此，与肿瘤等大部分疾病先明确诊断再治疗不同的是，IBD需要先治疗才能诊断——也就意味着一旦最初的判断错误，药物非但不能治好病人，其副作用还可能给病人带来伤害，导致不良后果。对于IBD医生而言，有时可以说是举步维艰，因为谁也无法保证自己的诊断永远正确，再小心也难以避免出现误差。

IBD的治疗手段很多，但治疗效果与副作用成正比，效果好的副作用大，而副作用小的效果也差，如美沙拉秦和肠内营养等。来到协和就诊的病人，基本都是在别处使用了这两种相对安全但治疗效果欠佳的方案，我们后面可选择的药物就只有激素、免疫抑制剂和生物制剂了。这三类药物的副作用比前面两种大得多，所以诊断性治疗之后的结果基本是"非白即黑"，即对真正IBD的病人有治疗作用，而对非IBD的病人突显的是副作用。

在目前国内IBD领域中，大概因为我是一个比较敢于"出手"治疗的医生，在业界累积了一定口碑。这个疾病治疗周期长，目前我治疗的病人绝大多数在5年以上，最长的达20余年。我从1992年开始接触这个疾病，至今将近30年。在临近退休时，回顾走来的这一路，我接诊了无数病人，因为IBD之复杂、诊断难度之大，我也曾有过治疗错误的病人，却没有因此产生投诉和纠纷。为什么？我想，这其中主要的原因就是"医生真心对待病人，病人会知道"。

人一旦生病，特别是罹患炎性肠病这种青年起病、伴随终生的疾病，是人生一大劫难。在为他们治疗的过程中，医生对他们付出真心，病人最容易体会到。

付出真心最基本的一点，首先是要认真倾听病人对疾病的描述，这是医生做出诊断的第一步。把病人口述的凌乱无序的病史梳理成为简文——书写病历，这是医生的基本功。我年轻时曾经有幸跟过张孝骞老主任的门诊，当时张孝骞老主任应该有80岁高龄，但是病历都是他自己书写，从来不会让其他人代写。我的导师潘国宗教授，82岁高龄出诊时书写的病历仍是晚辈楷模。所以，这么多年来，我也都是亲自完成病历的书写，从不会让跟我出门诊的研究生代写。医生书写病历的过程，病人会感觉到你是在认真了解他们的痛苦，而这个过程对医生来说也很重要，可以从看似千篇一律的症状中，发现每个病人的特点，这是正确诊断的基础。

付出真心更重要的是，一定要对IBD病人治疗期间进行随诊，特别是对应用激素、免疫抑制剂以及生物制剂治疗的病人。随诊的目的，是不断修正自己的诊断，以及监测治疗药物的疗效和药物的副作用。

当我还是中年医生的时候，我的胆子比现在要大一些，似乎更自信和果断。有位年轻女病人因肠穿孔在外院手术不久，又因腹痛再次在外院行结肠镜检查，发现肠道手术的吻合处再次出现大溃疡，于是考虑炎性肠病，来到我的门诊就诊。我看到手术病理首先排除肿瘤，同时是炎症，考虑IBD，果断给病人选用激素治疗。激素治疗一般要求一个月复诊，一是评估疗效，看是否符合诊断，是否存在结核等感染；二是监测激素的副作用。

当时正值春节前，这位女病人上了激素治疗后不久就回家过春节了。开始用药后症状缓解得非常好，但是病人向单位请假时没有被批准，因此她未能按要求一个月时复诊。等她来复诊时，已经用药近3个月了，而且症状再次加重。当病人进入诊室时，我意识到这次很可能治疗错了，便尽快安排病人住院。住院后，经过更仔细的鉴别诊断，明确了病人不是IBD，而是肠结核，由于此前应用激素治疗，导致结核播散至腰椎。经过正确治疗后，病人的骨结核和肠

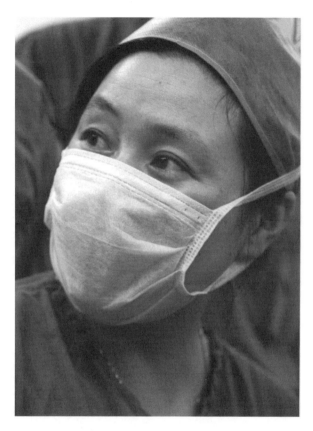

结核都得到治愈，后来因肠结核治愈后又出现肠狭窄，做了手术治疗，恢复得非常好。

面对这样的病人，其实我心里十分忐忑。回头来看，这位病人如果按要求一个月回来复诊，我们发现激素治疗方向是错误的并及时停药，一般不会导致如此严重的不良后果。但由于种种原因，这个病人未能按时复诊并出现了严重的不良后果，埋下医疗纠纷的隐患。出现问题后，我并没过多考虑如何自我保护，更多想的是如何把病人的损伤减到最小。我积极帮助她找到医院最好的医生，从精心给她做内科治疗，到复诊和最后安排手术，一路亲力亲为。在我做这些事的过程中，我能感觉到病人的负面情绪逐渐减少，她没有去投诉我，更没有出现医疗纠纷。10年过去了，直到今天她有问题还会联系我，依然信任我，我也会给她医疗建议以及复诊。每年中秋节，她都会给我寄来一盒月饼，虽然每年中秋我可能会收到更多、更高档的月饼，但她送的这盒月饼却是我最珍惜的——它会时时提醒我"如履薄冰，如临深渊"，也让我更加笃定"只要真心对待患者，会得到病人的理解和谅解"。

虽然事后的补救最终让病人有一个相对不错的结局，但作为医生，还是要尽最大努力从一开始就避免不良后果的产生。这10年来外出讲课时，我经常会和同行分享这例我误诊的病例，我从中得到的教训是，强调复诊的重要，一定要在确保病人能按时复诊时再出手。一旦出现不良后果，我们医生也要勇于担当，积极想办法尽可能减少病人的损伤，因为"我们真心对待病人，病人会知道，会理解与包容我们的"。

这个病例，我一直没有勇气面向大众写出来。

近期还有一个病人，在我这里诊断IBD已经治疗了三四年，每次他从外地来北京复诊，都告诉我，他好多了，我是他的"救命恩人"。几年来，病人病情比较稳定，我正准备给他停药时，病人告诉我，前几个月有过一过性的血色素下降，不过很快就恢复正常了。这个现象引起我的重视，我再次仔细梳理病人的病历，果然发现了IBD诊断的不支持点——临床未能治愈。如果病人所患不是IBD，那会是什么病呢？最终，我说服病人做手术来明确诊断。

我找到本书的副主编外科于健春教授，将我对这一病例的疑惑之处全盘道出，于教授欣然同意接手。最终手术病理结果提示：小肠同时存在两种肿瘤，一个是低风险的间质瘤，另一个是低恶性度神经内分泌肿瘤。这两种肿瘤导致小肠出现了貌似IBD特征的"节段性病变"。这样的结果，的确十分罕见，但被我误诊为IBD治疗了三四年也是不争的事实。不过，病人非但没有怪我，还说手术后感觉特别好，仍视我为"救命恩人"，还要和我像"亲人"一样来往。这也再次验证了"只要真心对病人，病人会知道的"。

今年是协和百年，有幸作为协和人见证这个时刻。医院不光靠发展，更需要沉淀，我们的协和，历经百年，沉淀了最坚实而厚重的基石，厚积而薄发。协和培养了我们，像我这样的医生，在协和不能说比比皆是，但也是为数不少，且更有优者。

治愈病人或减轻病痛是我们医生的责任，我认为这样还远远不够。每当我看到病人复查结肠镜，溃疡荡然无存（用科学术语就是所谓达到"黏膜愈合"）时，真的很为病人感到高兴。但是让我永远记得的，不是那些治愈的病人，而是这些"走了弯路"的病人。

记录这几个故事，写下这篇小文，是为时刻警醒自己——"如履薄冰，如临深渊"。

作者简介

钱家鸣

北京协和医学院消化教研室主任，主任医师，教授，博士生导师。

北京医学会肠道微生态和幽门螺杆菌分会主任委员，消化分会前任主任委员，中国健康促进会消化专项基金专家委员会主任委员，2018亚洲炎性肠病联盟（AOCC）主席，《医学参考报》消化频道主编；曾任北京协和医院消化科主任，中华医学会消化分会常委与副主任委员，炎症性肠病学组和激素学组组长、胰腺学组副组长，中国医师协会消化医师分会副会长和会长。

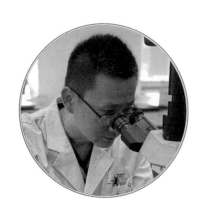

八十三次输血

甘佳

● 共情是医患之间良好沟通的基石，通过同理心、换位思
  考、倾听等方式，体会患者的情绪和想法，理解他们的立
  场和感受，既有获得成功时共同的喜悦，也有面临遗憾时
  的理解和安慰。

又是一个繁忙的早晨，四周不时传来机器低沉的嗡嗡声，大家正有条不紊地进行着实验前的质控和准备工作。这时，外线电话突然响了起来。

"您好，协和医院输血科，您找哪位？"值班老师迅速拿起了电话。

"您好，我是老郭的爱人……""您好您好，老郭最近怎么样？"值班老师随即像往常一样问起老郭的情况。

"老郭前几天走了……"电话那头沉默了一会儿，"老郭临走之前，特意嘱咐我给你们打电话，谢谢你们这几年的照顾，谢谢你们！"

值班老师同老郭的爱人说了许多安慰的话。挂断电话后，把这个消息告诉了大家。感觉得出来，每个人心里都沉甸甸的。

我的脑海中，渐渐浮现出老郭曾经八十三次输血治疗的画面。

老郭3年前被诊断为骨髓增生异常综合征，分层属于高危组。由于高龄，无移植条件，除其他常规治疗外，一直通过输血针对贫血进行支持治疗。

老郭第一次来我院输血就遇到了棘手的问题。在输血前相容性检测中，发现了红细胞同种抗体和大多数献血者配血不相容，后经抗体鉴定，确定其血清学特异性为抗-C、抗-e，结合老郭既往的输血史，考虑为异体输血导致的红细胞同种免疫。这种情况下，优选的输血策略是，选择不表达C、e抗原的红细胞交叉配血相容输注，否则将极大增加溶血性输血反应风险。我们马上按照诊疗常规让家属外送标本到血液中心实验室寻找符合要求的红细胞。通过这个路

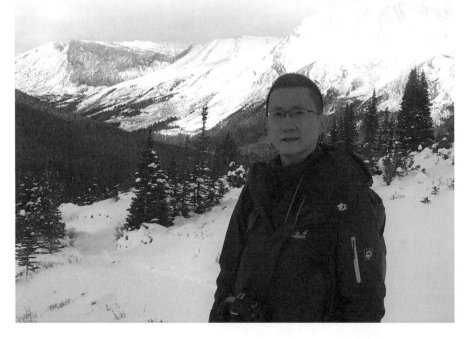

径，老郭输上了血，贫血症状得到了缓解。

每次老郭来急诊输血都是由老伴儿陪着。一天，老伴儿来实验室取外送单时，接待的老师感觉到她似乎欲言又止，言语中带着些许情绪。

"发生什么事情了吗？您和我说说。"接待的老师赶紧向老人家了解情况。原来，由于不表达C、e抗原的捐献者在本地区相对较少，不足10%，外送血液中心并不是每次都能顺利找到适合的血液。老人家往返于家、医院、血液中心，无论时间还是体力都有点儿吃不消，有时还会无功而返。况且，把老郭一个人放在急诊，她的心里也不踏实，所以对医院现有流程有意见。

了解到这一情况，科室老师们纷纷建言献策，最后决定趁着我科参考实验室建设的机遇，推动试剂招标入院流程加快进行，我们与血液中心实验室"双管齐下"筛选血液，只要在医院血库筛选到适合的血液，就能大大减少老郭夫妻往返医院和血液中心的次数了。

随着一次又一次的输血治疗，让我们担心的事情还是发生了。随着输血次数的增加，老郭的血液中又出现了新的红细胞同种抗体。抗-C、抗-e、抗-M，三个抗体复合，加上老郭是AB型血，导致越来越难找到适合的血液，严重的贫血症状使得患者的生活质量非常差。

"怎么办？"老郭又一次成为输血科教学查房的对象。考虑到老郭是AB型血，A、B、O三个血型红细胞对他来说都是ABO表型相容的，这样可以扩大筛选范围，增加找到适合血液的机会，ABO相容性输注成为新的筛选策略。大多数人对ABO血型一致输血有高度的认知，但对ABO相容性输注还是存在疑虑，所以，我们又向老郭夫妇详细说明了ABO血型相容性输注的获益与风险，获取了知情同意，输注治疗得以顺利进行。

由于疾病的进展，老郭输血治疗的频率越来越高，有时间隔两周就要来急诊一次。虽然有成熟的预案，但毕竟找到适合的血液的概率并不高，且需要较长的实验室操作时间。老郭在急诊往往一等就是多半天，重度贫血加高龄使得他体力精力消耗很大，感染的风险也大大增加。考虑到老郭的情况，我们通过预估他输血治疗的时间，提前为他筛选血液，同时保持电话联系，沟通近期输血治疗安排，尽可能缩短他在急诊等待的时间。

一晃三年多过去了，老郭时时出现在我们的交班和查房中，逐渐成了我们的老朋友。科里老师们会为没有筛选出适合的血液而着急，也会在得知老郭晋级为爷爷后而由衷高兴。当突然听到老郭走了的消息，大家虽然没多说什么，但可以感觉到老师们心里都是沉甸甸的，我想这可能是我们和老郭三年多一路走来形成了共情。

现代医学技术的高度发展，给疾病的诊疗带来巨大改变，人类对健康、生命有了更多美好期许。但是，我们也认识到当今医学技术发展的局限性，在和疾病的斗争中，我们还有很多遗憾，还有无数未知等待我们去探索。正如Edward Livingston Trudeau医生所说："医学关注的是在病痛中挣扎、最需要精神关怀和诊疗的人，医疗技术自身的功能是有限的，需要用沟通中体现的人文关怀去弥补。"

共情是医患之间良好沟通的基石，通过同理心、换位思考、倾听等方式，体会患者的情绪和想法，理解他们的立场和感受，既有获得成功时共同的喜悦，也有面临遗憾时的理解和安慰。共情是双向的，既通过"有时是治愈，常常是帮助，总是去安慰"的医者初心帮助、温暖患者，也激励医者不畏挑战，积极推动医学技术的发展，为人类的健康、生命带来更大的希望。

八十三次输血治疗，一段医患历程，让我们思考、成长，也激励我们继续努力前行。

作者简介

甘佳

北京协和医院输血科副主任。

北京市临床输血质量控制和改进中心副主任委员。

从事临床输血工作24年，在输血医学、免疫血液学方面有较丰富的实践经验。

温暖的纠结

（后记）

王学武

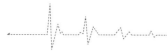

　　跨四十个科室，一百多位医学专家百忙之中挤出时间为一部书撰写文章，在百年协和发展史上并不多见。经历了十年、二十年、三十年乃至更长时间医学实践的专家，要从自己成千上万个病案中讲述印象最深或对从医生涯有影响的故事，很需要静下心来。

　　出版社期望习惯了病例表述和学术观点表达的专家们，换一种平实讲故事的方式把故事撰写出来，对绝大多数专家来说并不是件很轻松的事。有幸作为原汁原味的专家文字第一读者，在拜读完102位专家的文章后，内心深深地被一种叫温暖的情愫所震撼。

　　心灵受震撼，是因为一百多个故事讲述的几乎都是作者曾经的纠结，而这纠结不应该加引号，真真切切发生在故事中，真真实实反复于专家们的内心。专家们无论来自外科还是内科或平台科，读完他们的故事，你会理解，医生的纠结是病因的确定、治疗方案的选择、风险的评估、责任的承担，有时候是医学发展还有太多局限的无助和太多未知的无奈。

　　身为医生的专家们并未止于纠结。他们都是为人子为人父母的平凡之人，深深理解患者的疾苦和疾苦带给亲人带给家庭带给工作和生活的影响，正因为他们的每一次选择都是将心比心最大程度站在患者和患者家庭的角度考虑，每每把责任和风险担当在内心扛起。

医学的纠结，不同于生活中的纠结，这纠结充满人文关怀。而医生的人文关怀，也有别于普通的人际关爱，这关爱富有专业能力，是带着专业知识和专业方法的关心，最终目的是给予健康服务和健康引导，提升每个人的生活质量和幸福指数。

看完一百多位专家的文字，或许你会感觉，医学的人文性常常在医生的纠结中体现，终以担当来承载，以果敢来选择，以健康作为医患的共同诉求。

术心至仁，术心亦诚。读完专家们的文字，医生的纠结带给人力量。很愿意这样的纠结所折射的医学人文的光芒，带给我们更多温暖。

医生们因为心有纠结而可敬，因为可敬而可爱。可敬可爱，便是协和精神在专家身上的体现。人们时常用"有时是治愈，常常是帮助，总是去安慰"表述医生的职业特征，读完这部书，也许你会跟我一样，在医生的职业特征里会加一句，"亦或是共情"。

推荐医生朋友们看看这本书，推荐患者朋友读读这本书，推荐在意健康的朋友，也能翻翻这本书。医患本就是共同体，健康也不单单是去医院看看病。

愿一百多位协和专家撰写的这部医学人文志，有更多的读者能看到。

作者简介

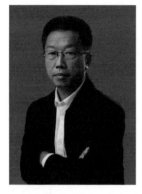

王学武

乡情、亲情文学知名作者。出版有《乡读手记》、"孝亲三部曲"（《亲疼》《亲缘》《亲享》）。《乡读手记》入选国家新闻出版署《2020年农家书屋重点出版物推荐目录》。

《医之心——好医生执业志》特约编审、《医之心——百名协和医学专家医学人文志》编审指导。

出生于浙江省淳安县威坪镇安川村，1986年毕业于四川大学中文系，2020年被家乡授予首届淳安文化传播杰出人物。现任科技日报社发展研究部主任。